这是我们中医的青春期，

又是成熟期，

热情而又谨慎，

续耕岐仲法教，

耕铭中医……

医经解惑论

[日] 内藤希哲 著

张耕铭 注评

注评

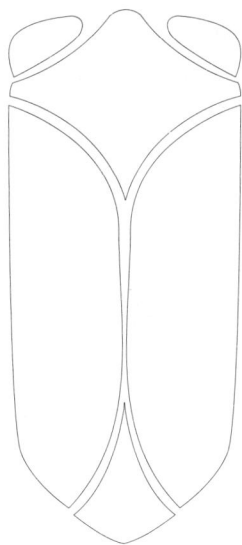

中国中医药出版社
·北京·

图书在版编目（CIP）数据

医经解惑论注评 /（日）内藤希哲著；张耕铭

注评 . —北京：中国中医药出版社，2020.1（2020.12 重印）

ISBN 978 – 7 – 5132 – 5637 – 7

Ⅰ . ①医⋯ Ⅱ . ①内⋯ ②张⋯ Ⅲ . ①中医典籍—研

究 ②医经解惑论—注释 Ⅳ . ① R2-5

中国版本图书馆 CIP 数据核字（2019）第 137593 号

中国中医药出版社出版

北京经济技术开发区科创十三街 31 号院二区 8 号楼

邮政编码 100176

传真 010-64405750

廊坊市晶艺印务有限公司印刷

各地新华书店经销

开本 880×1230 1/32 印张 10.25 彩插 0.25 字数 195 千字

2020 年 1 月第 1 版 2020 年 12 月第 2 次印刷

书号 ISBN 978 – 7 – 5132 – 5637 – 7

定价 59.00 元

网址 www.cptcm.com

社 长 热 线 010-64405720

购 书 热 线 010-89535836

维 权 打 假 010-64405753

微信服务号 zgzyycbs

微商城网址 https://kdt.im/LIdUGr

官 方 微 博 http://e.weibo.com/cptcm

天猫旗舰店网址 https://zgzyycbs.tmall.com

如有印装质量问题请与本社出版部联系（010-64405510）

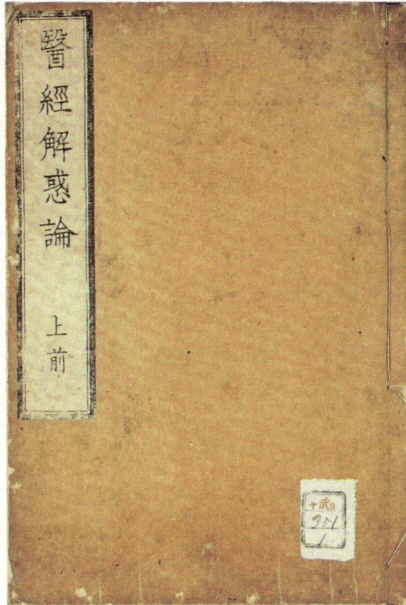

醫經解惑論

上前

解惑論序

自有方技以来黄帝內經尚矣及周之末
秦有醫緩醫和宋有文摯皆當世所稱良
醫而其方不傳後世無述焉獨秦越人有
八十一難之任實爲方家關鍵漢初太倉
令淳于意以善醫召問太史錄其事以傳
然其所傳特太倉公所上醫案耳非有成
書可以刑於後人者也及其季世長沙太

於四方云冀高明憫其愚恕其僭賜之鍼
砭以解余之惑幸甚

享保辛亥春二月下弦

信陽　内藤希哲師道謹識

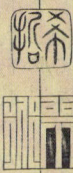

略爲雜病一部全書不能復有撼力尋其所集或牽師承或
還自見故也已此余類編之所以不得已而作也

傷寒雜病論原始

仲景洞識四經一貫之旨爲傷寒雜病論以立万世醫學
之正統爲按其命名之意謂之傷寒則凡類夫傷寒之諸
病皆盡在其中謂之雜病則凡不類夫傷寒之諸病亦皆
莫逃其中矣非謂論傷寒之雜病也立其六經本於素問
熱論篇及難經五十八難衍繹引觸遂盡万病通治之樞
機爲其言雖不盡同於二經而其旨則莫非發明二經之
玄奧矣非聖者其孰能此哉但仿經絫傷寒之六經以承
諸熱病皆類之之例難經但舉五藏傷寒之脈以辯其異

而擴明夫汗下之法仲景乃合二經所說更詳其略顯其
微揭六經必有之脈證以爲中樞而諸熱病皆以其襄脈
襄證之殊辯無遺矣以爲分屬五病更增遍以爲六汗下之可
不可盡辯無遺矣於是素問之六經乃各分屬以爲一
證難經之五脈乃爲各分屬中之一脈而汗下之法乃爲
各分屬中之一法不知是則不足以盡其道焉豈爭常拘
字句好理解者之所彷彿也哉各揭衆註素難背不究聖
註仲景者不究素問之微見仲景之本旨云若夫諸氏之紛
五十八難而註解之微妙今不憚燕陋擧熱論及
揆一之旨不明于世也今可悲哉使先聖後聖
擾不遑盡正焉但善明本論則其得失不辯而可知耳

内容简介

　　《医经解惑论》是由日本汉方医家内藤希哲(1701—1735)所著，成书于1731年。全书约14万字，分上、中、下三卷。

　　作者少时学医专攻《伤寒论》，上溯《内》《难》，反复研读，颇通大义。遂感慨魏晋以降，为医者渐失经旨、学仲景者亦不能尽其道、为医不深究仲景著作，则天下汗牛充栋之医书，皆能迷惑。作者认为仲景书支离缺裂，前后错乱，彼此杂糅，后世不得其主体而明其本旨。因而奋然用功，以修仲景之道为事，将《伤寒论》《金匮要略》《玉函经》三书合参，分类条次，正其错杂，著成《金匮玉函经类编》。

　　《金匮玉函经类编》草创于1726年，仅编有《太阳篇》三卷、《阳明篇》一卷及《坏病篇》二卷，但念及此书篇幅浩繁而写作精力有限，加之生活条件所迫而无资付梓，作者出于无奈与不甘，遂又解往日之疑惑，漫书概括重编《金匮玉函经类编》全部之大意，凝练为《医经解惑论》三卷。之后《金匮玉函经类编》一直处于搁笔状态，直至内藤希哲去世30年后由其门生小岛瑞依照《医经解惑论》与希哲生前草稿私淑其教，朝研夕究，略得其肯綮，继而续编注解成书，名之曰《伤寒杂病论类编》。

《医经解惑论》的核心思想不外乎作者的"五经一贯论"与"六经括百病，以法类方证"。内藤希哲认为"夫医之有五经也，犹儒之有六经也。儒而不通于六经，不可以为儒矣；医而不通于五经，岂可以为医哉！故凡为医者，不可不熟读之、精思之，而得其一贯之本旨也"，《伤寒杂病论》"之于四经，犹《论语》之于六经""诚四经之总括也""万病虽多，而感于外者，不过六气；伤于内者，不过饮食劳倦七情；而至其为病，则不过于在表里上下而为虚实寒热也"，仲景之书"正欲穷万病之本源，极万病之变态，尽脉证治法之枢机"。为此他研究整理的方法是以六经为纲，六病为纬，辨病、治病之法为目，以法类方证，重新编次。《医经解惑论》上卷主论五经医理，中卷论伤寒六经大意，下卷专论六经病治法。如此归类，层次清晰，简明扼要，作者核心之旨昭彰易见。

纵观《医经解惑论》全书，实为现存研究内藤希哲学术思想体系罕有的重要法本，也是内藤希哲生前唯一的个人系统著述。如果把后人为其整理的《伤寒杂病论类编》看作是研究各论，那么《医经解惑论》可以看作是内藤希哲学术思想体系的总论。作者于书中立意深远，思想深刻，其中透露出的许多真知灼见又足以另读者为之拍案惊奇，与后世国内许多著名医家的经典立论不谋而合，可见其医学建树之高、思想纬度之广。

此次校注于国内尚属首次，对于内藤希哲的学术思想在国内的普及与传承具有十分重要而又特殊的意义。同时为了加深读者对于《医经解惑论》的理解，我们以选评的形式在原文中做了些许补充与强调，从而更好地帮助读者在研读此书的过程中提炼要点、深入重点。佛家禅宗有云："千年暗室，一灯即明。"但愿此书的点校与出版能为中医界增添一份新的生机与希望，也能让国内中医人得以洞窥内藤希哲中医学术思想之魅力。

前言

《伤寒亦婆娑·耕铭如是读》是我讲给同学听的，《医经解惑论》是希哲讲给整个时代听的……"解惑"二字，真正落实到字里行间，实为不易。

是大塚敬节的一段话，激起了我对这部书和这位作者的兴趣。

深悔当初自己出于无知，而对此书采取了轻蔑的态度。内藤希哲的治学态度，正是从临床家的角度学习和研究《伤寒论》的最好方法。

——大塚敬节

而木村大让的评价，更将其与吉益东洞相提并论，且俨然许以分庭抗礼之势。

若此人在世，则可折断为则之傲角①。

——木村大让

---

① 为则，吉益为则（1702—1773），字公言，号东洞。日本古方派开创人物，被誉为日本世经方派祖师。

至于吉益东洞，那可是日本汉医界公认的鬼才，古方派著名代表人物。

于是等诸家间而拔其群、萃其精、为其岱宗者，即东洞先生也。

——吴秀三

而且，他的名字很好听，就像白隐慧鹤[①]一样。

希哲，一定是一个跨时代的哲学家，也注定是一个精神至上的孤独摆渡人。这位先哲在人世间极为短暂的生命旅程，给人们带来的更多的是遗憾，但在超意识的精神领域，他构筑的"医学的尽头"，却又是一个截然相反的极相，简直令人无法想象。

读他的书，可以明显感受到整个时代的社会压力赋予他的精神驱力。所以希哲所著之书，是中医在古日本发展与变迁的一个缩影，也是寒光萧瑟中一双不甘的慧眼……

喜欢分享，喜欢探求，喜欢憧憬，带着这种喜欢，我下载了早稻田大学图书馆公开的《医经解惑论》原本，在闲暇之余将其整理出来，也算小小的功德一件。事实证明，发心纯正，没有什么是不可能的。

在这里，要感谢我的干娘吕丽和我高二时的级部主任张拥军，二位都是莱州一中语文教学家喻户晓的"神话"级人物，

[①] 白隐慧鹤（1685–1768 或 1686–1769），日本僧人、艺术家和作家。人们通常尊称其为"白隐禅师"。

在我忙于讲课与整理文稿的无数个日夜里，巨大的繁体转简体校对工作都交给了他俩，后期的句读修正也由他俩大力相助。还有我的大学同学王若安、王利宁、吴玲玉、郑广达、刘欢欢、黄灏宇和佟歌，是他们对《医经解惑论》进行了第三次校读与文言注释，使这部珍贵的医书以更加完美的姿态呈现在读者面前。

　　同时为了方便读者更进一步地去深入了解内藤希哲的生平与历史背景，我为此特地邀请了同班精通日语的刘小钰同学将日本东洋医学会前会长师寺睦宗的《五经一贯体系的形成——年轻的医学家内藤希哲略传》一文精心翻译出来，以附录的形式刊载于全书书尾，对其中前后重复与关系不大的内容酌情删减，尽量保证以最简练、最清晰的文字形式展现给读者。也正如王宁元老师所说："学术翻译犹如一剂'乌梅丸'，寒温俱有，五味杂陈。"看似简短的三千余字实则浓缩自两万多字的日文底稿，也凝聚了译者十余日的艰涩沉思，能独立完成这项翻译工作着实不易，在此也要为小钰同学点一个大大的赞！

　　为了确保这部医书在古籍校注方面的整体质量，我们特别请教了山东中医药大学文献专家刘更生教授，他不仅提出了许多指导性意见，而且对全书进行了认真的通读修改，在此深表谢意。整部书的三审过程倾注了张钢钢、华中健、罗海鹰三位书品如人品般极具责任心的中医编辑的大量心血，面对修改的密密麻麻的书稿与真诚的建议，在感动与佩服的同时我也更加明确了这部珍贵医书的巨大潜质与魅力。

本次校对与评注，累的是眼睛和脖子，通畅的是心性与灵魂。总的来说，感觉自己的世界变大了……

感恩希哲，感恩吾师。

张耕铭

2018 年 12 月 7 日

抚心，合十

《医经解惑论》，日本内藤希哲撰，成书于日本享保十六年（1731），刊行于日本文化元年（1804）。共三卷：卷一为伤寒杂病、外感内伤、阴阳脉法等一般医论；卷二论伤寒六经，虽未逐条诠释，但能归纳大意，择其要点而论；卷三重点讨论治法，串解大意。

内藤希哲，字师道，通称泉庵，日本信州松本人，生于元禄十四年（1701），卒于享保二十年（1735），是江户中期后世别派医家。著有《医经解惑论》《伤寒杂病论类编》二书，其学术思想颇为当今汉方家所重视。

希哲自幼酷爱医术，重视理论与实践的结合。希哲初读《万病回春》，试方不验而生疑惑，继读《内经》《难经》《本草纲目》、金元百家之作及内外妇儿各科医书，遍求日本诸家秘方验方，疑惑未解，便寻得《伤寒论》《金匮要略》二书，废寝忘食研读，并参阅诸家之注，然后用于临床，疗效显著。在此基础上重读《内经》《难经》，深刻领悟中医的思想体系。其后又得《金匮玉函经》，深为仲景书的散乱而叹惜，故对其进行归纳整理，分类编次，订正错杂，博采众说，间附己见，而成《金匮玉函经类编》。后又撮其大意，分题释疑，命名为《医经解惑论》。希哲博极群书，上自《内经》《难经》，下至中日先贤诸家，无所不求，不唯旧注，沉思力索，反复实践，融会贯通，直至领悟其本质。这种沉潜严谨的治学态度、理论联系实际的治学方法，迄今仍值得借鉴。

学术见解上，希哲首先提出"五经一贯""三书本一"。希哲曾明确提出医家当以《素问》《灵枢》《难经》《本草经》《伤寒杂病论》为五经，认为五经有一贯之旨，仲景著《伤寒杂病论》正洞视了四经之理，"诚四经之总括"。治医之道当先通四经之大体，乃向仲景之书，"十有六卷之文，谙记精识，不遗一字，更善融会贯通""于是读四经，则其义莫不明晰而符合矣""然后读诸书，则其是非得失，尽彰彰如分黑白；临诸病，则其虚实死生，皆瞭瞭如辨水火，而放手施治，乃得十全之功矣"。

希哲还主张《伤寒论》《金匮要略》《金匮玉函经》三书本为一书，即《伤寒杂病论》。《玉函经》同《伤寒论》大同小异，《金匮要略》是《伤寒杂病论》之末六卷。反对《伤寒论》专为伤寒设、《金匮要略》为杂病专书之说，认为仲景书是一部万病之全书，"前十卷万病通治之活法""后六卷但附录前十卷之余裔"。为此他的著作是合三而一，以《玉函经》为参考，以《伤寒论》为主体，糅入《金匮要略》有关内容。如将《金匮要略》"脏腑经络先后病脉证"为全书总论，将痉、湿、暍列于太阳病中，将百合、狐惑、阴阳毒列于坏病中等。虽未能将《金匮要略》的全部内容糅进，且其编次是否真与仲景书原貌接近尚不可知，然此举大胆果断，在汉方医学中堪称开编次仲景全书方法之别径。

希哲还提出"六经括百病，以法类方证"。"万病虽多，而感于外者不过六气；伤于内者，不过饮食劳倦七情；而至其为病，则不过于在表里上下而为虚实寒热也。"仲景之书"正欲穷万病之本源，极万病之变态，尽脉证治法之枢机"。为此他研究整理的方法是以六经为纲，六病为纬，辨病、治病之法为目，以法类方证，重新编次。《医经解惑论》上卷主论医理，中卷论六经大意，下卷专论六经病治法，如"约渗法""约治虚法"等。如此归类，层次清晰，简明扼要，"六经括百病"之旨昭彰易见。又指出，诸方虽不足以愈诸病，然深得其本旨，可以见病知源，临证"或直用其方，或加减用之，或准其方而用后贤之方，或效其法自制方"。并介绍临证经验，"二书固无眼目小儿科等方论，而今遇此诸病，详其脉证以六经方法治之，得效如神者甚多。且《痉病篇》中无桂枝加附子汤、乌梅丸证；《疝气篇》中无八味丸、当归四逆汤证……而予用之取即效，起危废者数百人。"希哲深达仲师奥旨，善用圆机活法，经验丰富，论述贴切。

希哲精通五经，深研金元明清名家医著，临床经验丰富，其对《伤寒杂病论》的研究在日本尚属先驱。若说日本研究《伤寒论》是以古方派为中心发展起来的，以东洞为其核心人物，东洞60岁纂成《类聚方》，希哲年长东洞1岁，30岁前后便著成《金匮玉函经类编》《医经解惑论》二书。当时日本研究仲景书者尚少，甚者连《金匮玉函经》是何书尚不知晓，有学习者也只知其一，不知其二。在此情形下，希哲能系统、深入地进行研究，实在难能可贵。然当时他的著作和学术思想尚未被以古方派为主流的汉方界所重视，等到这部洋洋洒洒十余万字的《医经解惑论》正式刊行，已是希哲去世10余年后的事情了。

值得一提的是，在点校注评《医经解惑论》的过程中，我们发现，内藤希哲在中医临床汇通整合方面的包容性与延展性是不可小觑的，其心境与眼界之广，足以称得上是18世纪中医世界里的"一代宗师"。相比19世纪下半叶在中国四川本土逐渐成熟并发展起来的扶阳学派，远在18世纪上半叶，日本的内藤希哲就早已有预见性地指出："凡阳为热，正气也，生气也；阴为寒，邪气也，死气也。故厥阴受邪，阳虚阴胜者，唯当务助其阳以退其阴，虽其阳复作热之时，而不可遽用寒剂，以伐其阳也。盖其作热者，以死阴尚伏于里，未尽去故也。其死阴留伏之深者，间有用助阳药，其病反增剧，治者宜尚果毅，务助其阳，则死阴尽退，生阳自归原，而其热亦自去矣。四逆汤、四逆加人参汤、通脉四逆汤、当归四逆汤、当归四逆加吴茱萸生姜汤、理中汤丸、通脉四逆加猪胆汁汤、茯苓甘草汤、吴茱萸汤及诸补阳之药，随证择用……若用助阳之药后，阴阳否格、冷热不和者，当调和其阴阳，乌梅丸、干姜黄芩黄连人参汤、麻黄升麻汤及诸调和阴阳之方，随证择用……故阳虚而阴不虚者有矣，未有阴虚而阳不虚者也。此补阴之所以必兼补阳，而补阳之所以不必兼补阴也。"

又如20世纪的经方大师胡希恕先生举世闻名的"阳气津液论"，亦早被内藤希哲一语道破："是以仲景开口则言阳气，言胃气，言津液，其或言阴气，言营卫气血，亦不外斯阳气津液也，人身之至宝莫大焉。"而胡老对于辨证论治实质的揭示，即"基于患病机体一般的规律反应的基础上，而适应整体的、讲求疾病的通治方法"，也与前之所述内藤希哲"六经括百病"的思想不谋而合。又如徐灵胎类方、郑钦安三焦一元论、温病"火郁发之"、后世"寒温一统"、姚氏伤寒、祝味菊本体疗法……皆莫不如此。故余每阅此书，未尝不会心赞叹，亘古之妙，足可穿越时间与空间，当下神交！

由上可知，希哲既不同于后世流散之杂学，也不同于考证派专事训诂笺注，与古方派尊仲景而贬《内经》《本草》，重《伤寒》而轻《金匮》，法方证而疏理论，也大相径庭。他立足于经典著作的根本理论，统一仲景三书，并参考金元以后医学，密切联系临床实际，着重阐发仲景理法方药的真髓，在汉方医家中是别具特色的。

鉴于国内目前尚未出版过《医经解惑论》，内藤希哲的学术体系亦不为国人所知，遂湮没于无尽茫茫之医海，未免是一大遗憾，故余不揣冒昧，抱着无愧于作者、对得起读者、服务于临床的态度担负起了这部书的校注任务。佛家禅宗有云："千年暗室，一灯即明。"但愿此书的出版能为中医界增添一份新的生机与希望。

此次整理校注，以日本东京早稻田大学图书馆馆藏日本文化元年（1804）出云寺文治郎皇都书铺崇古堂刊本为底本，校勘以对校、本校、他校为主，酌情运用理校，具体问题的处理，见以下各点。

1. 底本为竖排繁体字，本书皆改为横排规范化简体字。

2. 对原书予以重新标点。

3. 书中原注释性文字于文中作宋体小字以示区分，校注者按语则以楷体小字穿插于行文之中。

4. 对于书中出现的明显错字、俗字、误字（包括笔划有误，刊刻有误等）、异体字、古字予以径改，不出注。

5. 原作者内藤希哲于书中引录他书之文献，部分出现阙漏或改动（未影响原义），今据原底本予以部分改正，不出校记。

6. 对些许疑难字词和背景知识做了注解与补充，依校注惯例，书中文言虚词不予注释。注音则以现代汉语拼音方式。

7. 各序末原刊印章，今删。

8. 原书三卷末"医经解惑论卷之上终""医经解惑论卷之中终""医经解惑论卷之下终 相饭堀阿纯书"今亦删。

9. 原书中表示上下文的"右""左"径改为"上""下"。

10. 原《医经解惑论》卷之上、中、下目录分别见于卷上、中、下之卷首，今将三篇合并为一，置于全书之首。

11. 需要注意的是《医经解惑论》上卷的《伤寒杂病论原始》一篇，为了便于读者区分《素问·热论》《难经·五十八难》与作者所述原文，今特将《素问·热论》《难经·五十八难》原文作楷体以示区分。

由于校注者水平及条件有限，错误及纰漏之处在所难免，衷心希望读者批评指正。

参考文献

谭素娟 . 内藤希哲及其论著［J］. 辽宁中医杂志，1989（6）：12–13.

医经解惑论

信阳　内藤希哲师道　著

男　内藤绎泉庵

东都小岛瑞伯玉　同校

远江鸟海宽玄达

自有方技以来,《黄帝内经》尚矣。及周之末,秦有医缓、医和①,宋有文挚②,皆当世所称良医,而其方不传,后世无述焉。独秦越人有《八十一难》之作,实为方家关键。汉初太仓令淳于意以善医召问,太史录其事以传,然其所传,特太仓公所上医案耳,非有成书可以刊于后人者也。

及其季世,长沙太守张仲景,善方且好著书,虽以伤寒名家,其实百病治法,皆备于斯矣。降自魏晋,以医方立于世、传于后者,不可胜数,其谁敢问于仲景者?要其能为仲景者,仅可指数,此其故何也?论者以为时有古今,政有南北,人有厚薄,病有缓急,古方岂可以尽治今病哉?于是家立异见,人

---

① 医缓、医和:都是春秋时代(前770—前476)同一时期内的秦国名医,这里的"医"表示称号和头衔,"缓"与"和"分别是他们的名字。

② 文挚:战国时期名医,宋国商丘人,洞明医术,他治好齐闵王的病却被其所杀。

出新意，医方之趋变，日以滋甚。殊不知仲景之方依《内经》，而《内经》乃医方之本。故不通《内经》，无以为方；不学仲景，无以验经。善学仲景，然后可以知轩岐扁鹊，不我欺也。

今我日本，文明之化，方技之盛，结发习医者，奔突闾里。其中固有称良工者，莫不自言学经方，有所受之。观其为方，不过取近世小方而增损用之，试叩之以伤寒家之言，则不能答，甚者不知《金匮玉函》为何书。其或称仲景者，亦唯知其一，未知其二。若然者，其于治人，岂不殆乎？纯不知医而好为方，当窃以为自轩岐而下，方至仲景，可谓妙绝古今。后之医者，不为方则已，其苟为方，当为仲景。然世莫敢为之，何也？岂以其难学与？抑将可为而不肯为也？

予以是求于世之为方者久矣。甲寅春，忽得师道父。师道者，信州松本人也，少学医于其乡清水先生，及其能为方，专心致志于仲景，乃取《伤寒》《金匮》之书而读之，比至成诵，颇通大义。遂取伤寒家诸书而读之，则稍稍起疑于魏晋以后方书。因又取《内经》及《八十一难》，反复熟读，愈益有得。乃以其所得，自试方技于束间伊奈之间数岁，取效不少。师道素有游方之志，于是决策来东都。业医三岁，经弥明，方弥精；经以正方，方以验经；以经与方，参伍相征，表里正反，靡不合应。耕铭按：正如大塚敬节所云："始于《伤寒论》，终于《伤寒论》。"万水千山，千回百转，始终不离《伤寒》本源也。乃知魏晋已降，为方者渐失经旨，学仲景者，亦不能尽其道也。

奋然用力，以修仲景之道为事，颇有著述。其一曰《解惑论》，十余万言，未敢自以为是，使纯正其文理，因序之。纯不知医而好为方，尤悦仲景，当恨今世莫能为仲景者，盖世岂无医乎哉？唯其治经者不验诸方，为方者不考诸经，是以不成良医。至于今人言穷经无益于方，此非言者之过，为医者之罪也。师道独能为人所不肯为，可谓豪杰之士矣。耕铭按：割裂"理法"与"方药"，就像割裂"知"与"行"，割裂"道"与"术"，如同忽视"哲学思想"对"科学技术"的指导作用。

予谓师道曰：苟明道足矣，何以文为？虽然，子使予修饰之，予不敢拒之。时师道方草稿，每成一卷，持来示予，予随阅之，稿未成半卷，乙卯秋，师道忽病没，年三十五。呜呼哀哉！今兹师道之徒伊原生，持末卷稿半已成者，来见予曰：希哲著此书勤矣，不幸未及卒业而没。吾曹不忍藏诸私家，因与二三同志谋刻而公诸四方，且以不朽其人。先生幸寻卒阅，并赐向者所许序文，则希哲虽死，犹生之日也。言讫泣数行下。予应之曰：诺。取其书，继而阅之，其绝笔处，墨痕尚新。予于邑①久之，谓别峰曰：善哉！子之为师道也。子其勉之，予虽不敏，敢负前约乎？往岁因师道之请，将作序，已起草，会

---

① 于邑：亦作"于悒"，忧郁烦闷，犹呜咽。《楚辞·九章·悲回风》："伤太息之愍怜兮，气于邑而不可止。"

师道没，寝不复作。于是取前稿而略修改之，因叙师道亡事以
续之。予未尝学医，何知师道所论是否？予特惜师道豪杰，秀
而不宝云尔。

元文^①改元岁次柔兆执徐^②大雪之日
信阳太宰纯^③书
明和庚寅十月朔日
东江平鳞写

---

① 元文：日本的年号之一。在享保之后、宽保之前，指 1736 年到 1740 年
　　期间。
② 柔兆执徐：此指丙辰，综合年号和节气可知太宰纯此序写于 1736 年 12 月
　　7 日。典出《尔雅·释天》："太岁在丙曰柔兆，太岁在辰曰执徐。"
③ 太宰纯：字德夫，小字弥右卫门，号春台，又号紫芝园（1680—1747），
　　信州（长野县）饭田人。是日本江户时代著名思想家、古文辞学派（萱园
　　学派）创始人荻生徂徕的门人。

清程郊倩曰：医门之孔子则张仲景，而医门之杨墨则王叔和也。余续之曰：虽当时杨墨之言充塞于天下，而孟子辟^①之廓如^②。然至于后世，孔子之道不明者，坐人不知古言，以今言读古文故耳。矧医门无孟子，则仲景之法，何以廓如？不知古言，则经义何以晰然？故西晋以来，叔和之言充塞于天下，岂不悲乎？郊倩尝作《后条辨》，首辨"伤寒论"三字，次贬伪例，乃始见仲景之大意焉，可谓其功侔孟子哉。然其生也晚近，故不知古言，至其注六经篇，与诸家无异。

余于是发愤忘食，朝研夕究，未能得焉。忽得《解惑论》于泉庵氏。其为书也，述《素》《难》、仲景一贯之旨，而悉征诸古言，可谓千载之茅塞辟之廓如也。岂不愉快哉！泉庵曰：

---

① 辟：驳斥。
② 廓如：阻滞尽除貌。

此书先人所著，尝欲梓之，未果而殁。后门人谋果其志，然余幼，不能为谋主，以故苒苒十余年。今也谋上梓而力不足，可胜叹哉！言已泪潸然。余曰：为事者人也，使为者天也。子姑俟岁月。尔来复十有余年，其间香川、吉益等之徒，蔑视《素》《难》，轻侮仲景，妄称古法，而残害苍生者，充于天下。其乱于医道也，盖甚于叔和焉。泉庵曰：当此之时，此书不行，则益背先人之志也。遂命剞劂①，令余辈校订之。余亦喜此书之不朽于万世，故不揣不敏，应其求云尔。

明和庚寅孟夏之望
东都盛庵小岛瑞伯玉识

---

① 剞劂（Jī Jué）：刻刀，此处引申为刻印书籍。

夫仲景之为医也，圣且神也。尝作《伤寒杂病论》，以立万病通治之枢机焉。耕铭按：即所谓"六经钤百病"也。苟外仲景而学医者，何异乎废绳墨而正曲直？盖长沙之书，文字简省，意义玄微，加之王叔和妄编次，前后错乱，自非极力善读者，不能得其旨。耕铭按：诚也，为后世中医人徒增文字障矣。故后世诸氏，虽各有辩论，而莫有归一之见矣。圣经已隐晦，而妄籍盛行于世，遂俾苍生不得免夭枉之殃焉。

吾本邦，有唱古法者，徒知其方而不知其意，一见表证，则不察其虚实真假，概投发汗清凉之剂而犹不解，仍加烦躁谵语等证者，又从而攻下，轻者致坏，重者致死。是岂长沙之意哉？先人尚缓悲之，忾然致力于仲景，取《伤寒》《金匮》之书，研究日久，竟合一。其书正其错杂，采撷诸说，附以自注，题曰《金匮玉函经类编》，而以其简帙之多，故未及卒业。

乃书其大意，名《解惑论》，欲公诸四方，以使世医知其所适从也。草稿将成，享保乙卯秋，天忽折其功，呜呼哀哉！耕铭按：天地不仁，山水万变。时余未满七岁，幸为门人伊原某者所养，尔来渐长，欲报之德，昊天无极。余每开此书，未尝不废书而叹也。于戏！先人著此书勤矣，不幸未能上梨枣，朝忧夕思于兹有年矣。今命剖厥，以继先人之志，学者依此书，而善知仲景，则千载之大惑一时觉悟。耕铭按：焚香明德，沐手敬书。

明和庚寅孟夏信阳
内藤绎泉庵谨识

余自幼好医，故有微知医者则就问焉，有一贮书者则借读之。而闻今之世医书虽多，其最善者，莫若龚云林。乃求其书，以为医之道尽于兹矣。然试其方，奈不如其言何，于是乎始惑焉。又闻医非熟读《内经》《难经》《本草》而探讨河间、东垣、丹溪、立斋数家则不可，乃求彼诸书，而复惑焉。又闻医非搜罗百家而兼通十三科则不可，乃不择何科，随在求之，而复惑焉。又闻中原之书虽详而地殊人异，时移世变，故用之今日不合者多，唯本邦近代名医之验方，简便而适中，乃自《济民》《灯下》《规矩》《口诀》之类，以至诸家密传秘方，求之复惑焉。又闻医者意也，又理也，精意而穷理，随时而制宜，不全拘于方书，而后可致十全之功焉，苟不知权变，偏信古人之糟粕，何得治病？又闻天下之书无尽，天下之病无穷，捡无尽之书，治无穷之病，皆得的中，此虽圣人亦所不能也。

耕铭按：学医贵在举一反三，以不变应万变。唯取《正传》《入门》《回春》《明鉴》一二而熟读之，随证投药，积月累岁，则机变自生于见病多，应用自出于彼书中，而百中之绩可庶几焉，乃勤如两说，而复惑焉。

惑而求之，求而惑之，余心忡然。偶有闻，仲景《伤寒论》《金匮要略》二经，总括《素》《难》《本草》之要，明辨阴阳虚实之机，其言圆通，其方神验，实为万世之法，群方之祖。医而不精于此，则枉杀人命，暗受天罚，明绝子孙，令祖先之灵、自己之鬼，无所依凭。余于是愕愕然、慄慄然，乃急求之，始得赵氏《仲景全书》。读之期年，初如衔枚[①]，中如啮糖，后则复惑焉。于是更取方氏《条辨》、喻氏《尚论》、程氏《后条辨》、名古屋氏《注解》、沈氏《编注》等书，参伍照看，识其大意，潜心精思，穷考博寻，忘食忘忧，读之数百遍，且类脉、类证、类方、类经，誊写者五六次，才如小得其本旨者。然后有病而乞治者，则谛其脉证，处其方剂，小试则小效，大试则大效，无所不试则无所不效。又取《内经》《难经》读之，觉其旨趣大异于前日，乃如微会其一贯之旨者。后又取诸家读之，其得者、失者、粗者、迁者、怪僻者、驳杂者、凿而深者、似是而非者，可以辨识焉。

爰知不深于此书，则虽悉治《灵》《素》《本草》《难经》

① 衔枚：古代行军时口中衔着枚，以防出声，引申为缄口不言。

而为之论注，然皆虚文空理，必不得其真也。又知不深于此书，则天下汗牛充栋之医书，皆为惑己之具而不能辨识其得失也。又知向诸所闻，皆当用诸究此书之后，而不当施诸未读此书之先也。其后又得清本《金匮玉函经》而读之，乃知仲景之三经，本唯一书，其本名则《伤寒杂病论》，而《金匮玉函经》，盖后人推尊之称，其《要略》即《玉函》之略书也。因悲大圣之金经支离阙裂，前后错乱，彼此杂糅，俾后世不得见其全体而明其本旨也。于是不度固陋，合一三经，分类次条，正其错杂，更采摭诸家注说，间又窃附愚意，补其阙裂，名曰《金匮玉函经类编》，欲以备于同志之讲究焉。虽既创稿，而今衣食之求急，而不遑成帙，姑藏于筐笥，以俟岁月耳。然而未知余之所得尽惑，而其所试皆偶中也，欲问诸师、正诸友，而穷乡无其人，将负笈远求焉，则亦恐父母妻子之冻馁也。因漫书其《类编》全部之大意，分为三卷，名曰《解惑论》，以求正于四方云。冀高明悯其愚，恕其僭[①]，赐之针砭，以解余之惑，幸甚！

享保辛亥春二月下弦
信阳内藤希哲师道谨识

[①] 僭：超越本分。

目录

一

二

医经解惑论

卷之上

医论

医之有书，古昔唯有《本草》《明堂》《内经》而已。然读之乃为名医，救死起废，述经立方，史记其事，传赞其功者，岂非由勤读而深思，寤寐颠沛不须臾离，谙记精识而得其一贯之旨哉！今之世乏明医者，其由盖有三：一师不知教弟子之道，二儒医之书甚多，三世人不知取医之道是也。耕铭按：今之"名"医非古之"明"医也。夫医之为职也，妙解五经而保护生灵之大宝者也，自非才高识妙不足任其责矣，岂庸才轻俊之徒所易学可到乎哉？故《内经》曰：各得其人，任之其能。明目者，可使视色；聪耳者，可使闻声；捷疾辞语者，可使传论；语徐而安静、手巧而心审谛者，可使行针艾、理血气而调诸逆顺；察阴阳而兼诸方、缓节柔筋而心和调者，可使导引行气；疾毒言语轻人者，可使唾痈咒病；爪苦手毒、事善伤者，可使推积抑痹。各得其能，方乃可行，其名乃彰。不得其人，其功不成，其师无名。故得其人，乃言：非其人勿传。呜呼！圣人重人命、择其才如此。

凡世之趋于医庭而受业者，或其亲贫而多子，无家资之可分；或禀赋软弱多病而不堪于劳业；或素性轻俊无赖而厌乎常产；或罢仕之士、丧土之农、拙巧之工、折本之商、犯律之僧，无他活计，不得已，愿为医者也。如是辈，恶皆高才妙识哉，而为其师者，率为饰门楣、省劳烦，不择其才，漫取为弟子，但教乎洒扫室堂，应对宾客，调剂方药，切鲙煮羹，而使其无读书之暇焉，可谓贼夫人之子者也。

凡医书，自唐宋而日多，至元明及近代最夥[①]。其所谓儒医云者，书生之游于学校，而涉经学诗文，常弄笔墨，拾语摘句辈；或经试不第，乃还乡里，不胜于农工商贾之劳，不得已向医书；或幸任官职，公务之暇，乃阅医经，略得其肤义，辄处方药，当时多偶中，则以为得术，自号儒医，扬面高人，妄著书炫于世者也。顾其为书，或主理解而极穿凿，或尚奇怪而作妄诞，或谬解经义而逞臆见，或贪多务得而薰莸[②]相混，或徒啜前人之涎唾而绩其谬。概短多长少，无尽合于经旨者，仁斋所谓"儒非儒、医非医"者，诚不诬矣。耕铭按：中医界之"工业革命"有待吾辈武装科学务实之思想，切不可沦为个人臆想之玄学。然

① 夥（huǒ）：多。
② 薰莸：香草和臭草。比喻善恶、贤愚、好坏等。语本《左传·僖公四年》："一薰一莸，十年尚犹有臭。"

而其文佞辩而可悦，其言夸大而可仰，其理浅近而易解，其方详备而易检，犹游妓倡优，媚嬉以惑人也。比夫五经之简古奥雅不易解，则孰不敢弃彼取此哉？空乎其书盛行而古圣之正法隐晦也。今医之所习，率皆此书，而其人鲁重，唯执近用一二书，而精读善思者犹得其长处，故治病有时立功。若夫轻俊伶俐、过目则解、务慱①好奇者，虽或读五经不能深造，其胸中杂然无精一之见，甚者立偏见，自妄处方剂，不能全用定方，故治病得效者少。遂俾世俗有"无学之医反上手，博学之医反下手"之谚，可谓医道之厄极也。

凡世人之取医也，全在夫轻浅之偶中、意气之私好，便便之谈、外饰之貌、名色之盛，至王公大人亦然。耕铭按：今之时风亦如此。凡医人有高谈孔孟仁义之正、大易运气之妙、老佛之空、神祇之古、文章诗歌之技者，便以为良医，敬而待之，厚而给之。耕铭按：为医务必笃行务实，破除精神上的"打高空"主义。殊不知老佛神祇之教、诗歌风咏之艺，皆各有专门，于医虽不知之，亦无害矣。若夫孔孟之教、文章之学，则为医者虽固不可不知，而不必深究矣。何则？专业之儒者，犹不能尽其道，况乎医者，别有专门之五经，而欲深究之，则惟日不足，安能有究其他之暇乎？主张彼诸道而高谈之者，必不深夫专门之医经者也。而王公大人反敬待之，反厚给之，故人皆以为医之学如

---

① 慱（tuán）：忧虑。

此也耳。其学医者，亦先专学彼诸道，以为售术之媒，至夫专门之医经，徒供阁上之观。或读之者，亦但赖近时肤浅之诸注，微知梗概，助其谈柄，以为医经如此耳。至其平生所施用，彼儒医之妄书，与家技之小册，其诸方率皆驳杂轻缓，施之虽误，而不速见其害。故人见之不以为误，己以此为妙方，著之于书，授之于徒，以遗夭枉之殃。其终自受冥诛，永绝子孙，可谓疏而不失也。吁夫！取如斯之医，而托其身命，所谓抱石投渊者也；托之父母伯长，则不孝不悌也；托之妻子臣属，则不慈不仁也。冀君子察之以知择医焉，医家思之以勉其学焉，则生灵之大幸，而天地之参赞也！

医书五经论

　　夫医之有五经也，犹儒之有六经也。儒而不通于六经，不可以为儒矣；医而不通于五经，岂可以为医哉！故凡为医者，不可不熟读之、精思之，而得其一贯之本旨也。昔人以黄帝《灵枢经》《素问》、扁鹊《难经》、张仲景《金匮要略》、皇甫谧《甲乙经》为五经，愚窃谓其未尽善焉。当以神农《本草经》、黄帝《明堂经》《内经》、扁鹊《难经》、仲景《金匮玉函经》为五经。盖《本草》，神农尝百药为医始之书；而《明堂》，黄帝制针灸辅药治所不及之书也。医之治病全在针灸、药饵，则二经岂不列而可乎哉？《灵枢》《素问》本二书，而其作虽有先后，而其义相串，莫可别焉，故古已有《黄帝内经》十八卷之目，则当从之为一部。《金匮要略》本略出《玉函经》者，则当列其全书，是即《伤寒杂病论》，而后人推尊改称耳，其说别论。若夫《甲乙经》，则类聚《明堂》《内经》，而间杂

《难经》《金匮》等说者也，要之半得半失之书耳，故以此与《明堂》《内经》考订异同则可，列之于五经则不可。夫《本草经》，录草木金石之可服饵以养生愈病者也；《明堂经》，载十四经穴之可刺灸以去邪安正者也。二经相并，活人之具备矣。

然而不明其理而知其法，则用之而不能各得其当焉。故黄帝再作《内经》，论列人身之脏腑阴阳、营卫气血、精神津液、经络俞穴、四体百骸、脉息筋骨、皮肉毛发之制，圣愚正偏、寿夭刚柔之差，生平调摄之宜，诸疾之所起止、邪之所传变、正之所盛衰、命之所死生，诊脉察色闻声观形之法，针刺艾灸、药饵祝由、导引按摩之术，而合之以大而天地四时、细而昆虫草木，阴阳消长之机、五行胜复之理、五运六气之变，以示用二经之法焉。君子而读之，则身可以安，生可以长，道可以立，德可以成，子孙可以蕃衍矣；医者而读之，则万病之无穷，尽得其情，而《本草》之药石可用，《明堂》之针灸可施，可以致十全之功以寿天下焉。诚生灵之司命，万世之宝典也。

然而其事浩繁磅礴，其言简奇，其旨深奥，其理玄微，庸者不能解，惰者不能读，纵有敏慧强力者，读而解之，而多眩惑于其浩繁磅礴，屈缩于其简奇，动驰于径路，遂不能以极其深奥玄微，而得其一贯之本旨焉。是以扁鹊述《难经》，以发明其义，然而其言亦简省，其义亦幽邃，寻常之英迈，不能辄通其意矣。仲景生于东汉之季，以天纵之资，洞视四经一贯之本旨，感宗族之沦丧，伤夭横之无救，乃著《伤寒杂病论》合十六卷，究万病之本源，极万病之变态，而尽脉证治法之枢机焉。其可通治者，则立六经以括之，其余则别设篇以汇之。且四经之所说，分明而无疑者不复赘，其略而不明者详述莫遗矣，其意欲与四经并行以尽其道也。于此乎，向之浩繁磅礴者尽归约，向之简奇者尽归详，向之深奥玄微者尽归著明。耕铭按：仲景之大愿，后世之大幸也。百世之后，法从之不差，方用之必中，诚四经之总括也。

时人以为扁鹊、仓公无以加之，后人称其人为医圣，称其书为《金匮玉函经》，不亦宜乎？李杲曰：仲景药为万世法，号群方之祖，治病如神，后之医者宗《内经》法，而学仲景心，可以为师矣。方有执曰：夫扁鹊、仓公，神医也，神尚矣。人以为无以加于仲景，而称仲景曰圣，岂非以仲景之见诸事业、载诸简篇者，皆表章天人、股肱《素》《难》、达之天下、通之古今、易简而易知易能，非神奇怪异人之所不可知不可能者所可同年而语哉？是故称圣焉。贾太傅曰：吾闻古之圣人，不居朝廷，必在卜医之中，语不虚矣。然医圣也，书曰"论"何也？"论"也者，仲景自道也。盖谓愤伤寒之不明，戚宗族之非命，论病以辨明伤寒，非谓论伤寒之一病也。其文"经"也，其事则"论"，其心则以为始事于戚，乃不欲忘其初，其多则惠我后人，其意则又不欲以经自居。《易》曰"谦谦君子"，此之谓也。吾故曰：名虽曰论，实经也。虽然，若曰"伤寒经"殊乖矣，必曰"医经"称情哉。程应旄曰"《伤寒论》之所以为《伤寒论》，其立言如是，其立法如是，以此得为古今一部医书大全。夫书则安能全也？法全则书全，卷之不盈一握，舒之膏泽天下。以此语书，《伤寒论》而外无医书矣；以此语道，《伤寒论》而外无医道矣"云云。耕铭按：名"论"不名"经"，耕铭认为原因有三：一者此书极有可能为仲景口述之书，乃平素临床举枚总结之结集；二者此书行文构架极为灵活，不当死读，而应充分发挥主观能动性，与仲景达成临床教学之互动；三者"论"乃总论、方法论之意，本身具有高度的灵活性和整合性，仲景希望后世借此能够继续寻找创新与发展的可能。呜呼！三公之学，虽未全入于仲景之室，而其言则足以深知仲景矣。

盖仲景之于四经，犹《论语》之于六经也。六经，理也、事也，《论语》，辨也、用也。凡天下之千事万理，六经尽载莫遗焉。孔子示辨其理、用其事之法，而后六经之本旨明，而万世人伦之道立矣。善治之者，乃可为圣为贤，以治国平天下。四经亦然，凡医道之千事万理，尽载莫遗焉。仲景示辨其理、用其事之法，而后四经之本旨明，而万世活人之道立矣。善治之者，乃可为明、为良，以医国医天下。若无孔子，则六经之正法不明；无仲景，则四经之正法不明。故程子曰：《论语》《孟子》既治，谓熟读佩服，优游自得，书与我一而不少违也。则六经可不治而明矣。谓读而易明其理也，非谓不读而明也。予亦曰：《金匮玉函》既治，则四经可不治而明矣，不止四经不治而明，凡后世儒医日增月多之杂书，一阅则其是非得失皆得明辨而不为此

医经解惑论注评

一〇

所惑矣。倚嗟！不亦伟乎哉？

所谓既治者，先读四经，通其大体，乃向仲景之书。如初学，固不能弃注脚独通其意矣，苟取注解一二，得会其大意，则悉弃去，特就本文读之。或类聚其同脉、同证、同方、同言诸条，而誊写之挈挈汲汲、忘食忘寝、瞬息梦寐、不须臾离，读彼读此、读而思之、思而读之。毁誉之来，如石之于蜂螫也；穷达之至，如株之于风吹也。且读而思之，又思而写之，十有六卷之文，谙记精识，不遗一字，更善融会贯通，与我为一，此之谓既治也。耕铭按：我待《伤寒》如初恋，念念不忘，必有回响。于是读四经，则其义莫不明晰而符合矣。若觉有不明不合处，又反而思之，直至验之于己、验之于人、验之于天地四时万物，而无一毫疑惑乃止，此之谓得医道一贯之旨也。然后读诸书，则其是非得失，尽彰彰如分黑白；临诸病，则其虚实死生，皆瞭瞭如辨水火，而放手施治，乃可得十全之功矣。

且夫四经去古既远，不免乎有衍文脱简，且后之诸氏随意增损论段、改换文字者亦不少矣。如仲景之书，去古未甚远，一经王叔和之撰次，虽有全编分裂、前后错乱、论方遗漏，而熟谙通篇则无大阙脱。故四经之言有疑，则皆须取断正于仲景而可，若唯从四经而见仲景，必不免有是彼非此之惑矣。往昔如王冰、马莳、张介宾辈，其于《内经》非不善读，而于仲景之书，徒读文字，各逞能己见，视仲景如等辈，不啻不敢取断正，反或短之，故其所注率失《内经》之本旨焉。又如述《伤寒》注仲景诸氏，或徒逐前人之涎唾，或执自己偏见，不能自极力治之，故其所述皆有隔靴搔痒之陋焉。今天下无算之医书，皆不外于此二涂焉，则所谓虽多亦奚以为？

或曰：如子之言，则庸常之人无论，而虽稍有才者亦不能至矣。

曰：然。《物理论》曰：夫医，非仁爱之士不可托，非聪明达理不可任，非廉洁淳良不可信。予续之曰：非志一无二不可学，非强毅不息不可治。五者具而后可至矣。若夫所谓儒医轻俊辈，岂能得其仿佛哉？此学医者之所当识也。

《金匮玉函经》论

　　仲景之书，明《经籍志》所载凡九种，曰"《伤寒论》十卷、《金匮玉函经》八卷、《金匮玉函要略》三卷、《脉经》一卷、《五脏论》一卷、《评病要方》一卷、《口齿论》一卷、《疗妇人方》二卷、《张仲景方》十五卷"是也。李文清《医学入门》曰：其门人卫沈撰《四逆》《三部》《厥经》，及妇人《胎藏经》、小儿《颅囟经》。今按《经籍志》无其书，岂失其传者也欤？如"其可怪也欤？"

　　今所行于世，但《伤寒论》《金匮玉函经》《金匮要略》三书而已，其余六种，未之见也。而观晋唐以来诸书所引仲景方论，皆出于三书，而未有引夫六种之名者焉。因想彼六种皆当后人或摘出三书之言，或自作新说，伪托名于仲景者，而其本止三书也。而《玉函》无仲景自序，《要略》亦无之，惟于《伤寒论》有序，曰"乃勤求古训，博采众方，撰用《素问》《九卷》《八十一难》《阴阳大论》《胎胪药录》，并《平脉辨证》，为《伤寒杂病论》，合十六卷，虽未能尽愈诸病，庶可以见病知源，若能寻余所集，思过半矣"云云。因窃意三书本一，仲景名之曰《伤寒杂病论》，而其名《金匮玉函经》者，盖后人推尊之称，犹夫《春秋》称《麟经》、《老子》称《道德经》之类也。然则其名虽异，而其书应同矣。今之《玉函经》仅八卷，而首一卷则王叔和之总例，其次七卷之文，与《伤寒论》大同少异，但缺《平脉法》一篇，而其所少异，不过移易条件，改换文字耳。虽间有病论所无于《伤寒论》中者数条，而亦不过剽窃《脉经》《千金》等说，其文辞卑陋，意义浅劣，殆非仲景之笔者居多焉。此盖去古既远，其书残阙，但其方论多有载于他书中者，于是好事者得夫残阙之余，而涉猎诸书、合考彼此、牵强附会、厘为八卷者，非复古之全书也。然而究其所集，则亦足以观其大体焉，但惜乎不合收《要略》三卷也。夫《要略》即《伤寒杂病论》之末六卷也，但其首《脏腑经络先后》一篇，当拾收仲景本书开卷第一篇之总论，与夫平脉辨证治法等篇之脱简者也。何以知之？今计其三卷之纸数条数，其书虽有阙漏，而稍如《伤寒论》六卷之纸数条数矣。乃合三书而求其本旨，盖前十卷万病通治之活法，而非偏为伤寒之设也；后六卷但附录前十卷之余裔，而非杂病一部全书也。

耕铭按：此即所谓《伤寒论》乃疾病之总论，《金匮》《千金》等类乃疾病之分论也。

夫仲景之为斯书也，正欲究万病之本原、极万病之变态、尽脉证治法之枢机，直与古圣四经，并行以救万世生灵之夭横也，诚可谓以赞天地之化育，以与天地参者也。故首立总论，以示万病之本源；次立平脉辨证，以示见病知源之法；次立治法一篇，以示补泻之要归，立六经以示统辖万病而施治之捷径。凡其立法也，分六经以为全篇之经，其首举中风、伤寒、温病、痉、湿、暍六病，以为全篇之纬。然太阳主表病，阳明主里实，少阳主表里之中，太阴主脾胃虚寒，少阴主肾气虚寒，厥阴主肝虚寒热否格，以为纲领。更述表实表虚、里实里虚、半表里热、上实下实、内热痰饮、酒客宿食、气滞瘀血诸证，以为小目。乃制汗、吐、下、渗、冷、热、补、泻诸方，以尽针灸药饵、标本气味、奇偶逆从之妙用。又立坏病诸条，以示救误之法；立《劳复差后》一篇，以示收功之道。其立六经以为经，举六病以为纬，而述诸证以为纲目者，示万病虽多而感于外者不过六气，伤于内者不过饮食、劳倦、七情，而至其为病则不过于在表里上下而为寒热虚实也。耕铭按：此即耕铭之前一直强调的病理次第和阴阳属性。此岂啻为伤寒之设哉？然其中又有脉证参差难以六经统辖者，故又附录其脉证治法，以为后六卷耳矣。

序曰：虽未能尽愈诸病，庶可以见病知源。夫六经要略之诸方，固不足以愈诸病，且脱亡者亦有之。然而深得其本旨，由存忖亡，推此扩彼，则万病之多，可见即知其源矣。源已明，则其脉证虽或异于二书所述，而或直用其方，或加减用之，或准其方而用后贤之方，或效其法自制方，俱取的中矣。夫二书固无眼目、小儿、外科等方论，而今遇此诸病，详其脉证，以六经方法治之，得效如神者甚多。且《痉病篇》中无桂枝加附子汤、乌梅丸证，《疝气篇》中无八味丸、当归四逆汤证，《疟病篇》中无小建中汤、理中汤、各半汤、小青龙汤、四逆汤等证，而予用之取即效、起危废者数十百人。如此之类，不可枚举矣。故序曰：若能寻余所集，思过半矣。夫思过半矣者，尽其道之谦词耳，且"能寻"二字甚重，便足以见乎非能寻其所集、默识心通者，则不能思过半矣，岂寻常之士所能及也哉？昔在晋，王叔和卤莽灭裂，不能寻其所集，但厌其简帙之多，妄分乎说六经者十卷，或名《伤寒论》，妄立之例，以为伤寒之全书，或名《金匮玉函经》，立复杂之总例，以为诸病证治之格式，而分乎其末六卷，名《金匮玉函要略》，以为杂病之治法。其名"要略"者，以略出《金匮》之要也；其略载《伤寒》之论者，存其古迹也。今本无之者，宋孙奇、林亿等删去也，见宋板《要略》序。于此一者分而为二、为三，遂使其全部书不传于后世，可胜叹哉！是以后之注《伤寒论》、解《玉函要略》者，不胜其多，晋唐以来无算之医籍，不引用二书方论者鲜矣。其所注解、其所引论，率错舛迁曲，全合其本旨者几希矣。是无他，徒为叔和所惑，以《伤寒论》为伤寒一部全书，《要略》为杂病一部全书，不能复自极力寻其所集，或牵师承，或逞自见故也已。此余《类编》之所以不得已而作也。

《伤寒杂病论》原始

仲景洞识四经一贯之旨，为《伤寒杂病论》，以立万世医学之正统焉。按其命名之意，谓之伤寒，则凡类夫伤寒之诸病，皆尽在其中；谓之杂病，则凡不类夫伤寒之诸病，亦皆莫逃其中矣，非谓论伤寒之杂病也。立其六经，本于《素问·热论篇》及《难经·五十八难》，衍绎引触①，遂尽万病通治之枢机焉。其言虽不尽同于二经，而其旨则莫非发明二经之玄奥矣。非圣者其孰能此哉？但《内经》举《伤寒》之六经，以示诸热病皆类之之例；《难经》但举五等伤寒之脉，以辨其异，而扩明夫汗下之法。仲景乃合二经所说，更详其略、显其微，揭六经必有之脉证，以为中枢。而诸热病皆以其兼脉、兼证之殊，辨之以为分属，五病更增痉以为六，汗下之可不可，尽

---

① 衍绎（yì）引触：衍绎，推演引申；引触，引申触类。指从某一事物的原则，延展推广到同类的事物。

辨无遗矣。于是《素问》之六经，乃为各分属中之一证；《难经》之五脉，乃为各分属中之一脉；而汗下之法，乃为各分属中之一法。不如是则不足以尽其道焉，岂寻常拘字句好理解者之所仿佛也哉？耕铭按：一通百通，没有疆界。从来注《素》《难》者，不究仲景；注仲景者，不究《素》《难》，纷纭扰乱，各逞臆见，遂使先圣后圣揆一之旨不明于世也。实可悲哉！今不惮芜陋，举《热论》及《五十八难》而注解之，微见仲景之本旨云。若夫诸氏之纷扰不遑尽正焉，但善明本论，则其得失不辨而可知耳。

《热论》篇

黄帝问曰：今夫热病者，皆伤寒之类也。

热病，言六气感人为热病之诸病也。皆者，总多之辞。盖热病固多，而特以伤寒为首，其他为皆伤寒之类也者，以六气之中，独寒邪之伤人最多故也。此义见后《伤寒十居其七论》。程应旄谓《内经》论热病、仲景论伤寒，而构种种曲说，以蛊惑人，见《后条辨·首卷》。可谓利口之覆邦家者①也。学者勿惑其妖诞焉。

或愈或死，其死皆以六七日之间，其愈皆以十日以上者，何也？不知其解，愿闻其故。

---

① 利口之覆邦家者：出自《论语·阳货篇》："子曰：恶紫之夺朱也，恶郑声之乱雅乐也，恶利口之覆邦家者。"意为（憎恶）用巧言善辩颠覆国家的人。

帝已知六气之脉证与其愈死之日期皆相类，而未知其所以然，故愿闻其故也。

岐伯对曰：巨阳者，诸阳之属也，其脉连风府，故为诸阳主气也。

巨阳，太阳膀胱经也。诸阳，言手足三阳。属，犹言所属也。风府，督脉穴，在项发际上。气者，营卫也。言太阳膀胱经，手足三阳之所属，而其脉起目内眦，上颠下项连风府，循背下腰而至足，居十二经之表而主皮肤，故为诸阳主营卫，以固护一身。诸阳皆属于此，各守己之分也。六气虽不同，而其从外感伤人者，皆由太阳气虚，故其诸病率先客太阳也。

人之伤于寒也，则为病热，热虽甚不死。

帝已知以伤寒为诸热病之首，故岐伯亦独举伤寒以答之，以示诸热病相类之例也。人之伤于寒也，当为病寒，反为病热者何也？盖以诸阳之气皆从内而达于外，故外伤于寒，则阳气不能发达于外，而邪欲破阳内入，阳欲拒邪外出，正邪互争，乃怫郁为病热也。然阳气盛者，生气多而易胜邪，其拒邪之势盛，故其病热必甚也；阳气衰者，生气少而难胜邪，其拒邪之势弱，故其病热必微也。耕铭按：即《伤寒论》所谓"发热恶寒发于阳，无热恶寒发于阴"也。如此者宜先补其阳，令生气盛。故感于阳者，虽热甚不死也，但传于经耳。凡其传经，在三阳之时，发汗而愈；其在三阴之时，下之而愈。耕铭按：此三阳三阴绝非《伤寒》六经之三阳三阴也。至于所指为何，耕铭甚不明矣。恐为阴阳对应之派生关系，强调的是依附人体津液代谢为载体外排病邪之不同趋势。至此学者宜细审之。若在阳而不汗，既传阴而不下，则五脏六腑皆受病，营卫不行、五脏不通而死。耕铭按：诚如吉益氏所云"万病一毒"，五脏六腑以通为用也。

其两感于寒者，必不免于死。

两感者，言表里俱受邪也。夫表三阳卫之，里三阴守之。三阳，六腑之经；三阴，五脏之经也。然阳必导阴卫之，阴必抱阳守之，阴阳互助，脏腑互持，乃立其身命矣。《阴阳应象大论》曰"阴在内阳之守也，阳在外阴之使也"是也。故表感邪者，腑阳虽受邪，而脏阴能助之，腑阳由此得力，乃拒其邪而为热，不使邪漫内入，但传经入胃耳。《灵枢经》曰"邪中于阳则流于经"是也。若里感邪者，脏阴虽受之，而腑阳能助之，脏阴由此得力，乃拒其邪，不使入客，邪乃出而入于腑。《灵枢经》曰"邪入于阴经，则其脏气实，腑阳助之故。邪入而不能客，故还之于腑"是也。今表里俱感邪，则阴阳俱病，腑阳不能助脏，脏气虚，邪便入，脏即神之舍，邪入此则神去，故必不免于死也。耕铭按：此处"阴阳俱病"，非《伤寒论》之三阴三阳合病，实乃腑气、脏气俱衰，《伤寒论》之太阴、厥阴并病是也。《灵枢经》：帝曰：五脏之中风，风者，总六气言。何如？岐伯曰：阴阳俱感，邪乃得往。此之谓也。耕铭按：阴阳俱感，多半由少阴失枢，由太阴传入厥阴是也。倘若错失治疗时机，极易导致出现《伤寒论》中"死，不治"的后果。

帝曰：愿闻其状。

岐伯曰：伤寒一日巨阳受之，故头项痛，腰脊强。

一日寒在皮肤，故太阳受之，头项、腰脊此其经所行，今寒客之，故痛强也。仲景曰：太阳之为病，脉浮，头项强痛而恶寒。又曰：太阳病，或已发热，或未发热，必恶寒体痛。腰脊强痛包在其中。呕逆，脉阴阳俱紧者，名曰伤寒。发明此段之义也。此时发汗，其邪则解，应不传阳明，乃七日其病衰，头痛少愈。若不发汗，邪风留连，而阳明气衰，则二日受之，若阳明不衰，则不能传，尚在太阳也。耕铭按：此处阳明非《伤寒论》之阳明也，实乃脾胃中土所主之肌腠是也。肌腠所在之表虚，如若延误病情，亦或过用寒凉而造成表阳郁遏受损，使表益虚，就会导致表邪不解而反入于里，大多出现表邪入里化热的倾向，此时多为太阳与少阳并病。倘若患者素体为阴性体质，表邪入里则会直中少阴，常见于伴有慢性痼疾的老人，一经误治，大多预后不良。仲景曰：伤寒一日，太阳受之，脉若静者为不传，颇欲吐，若燥烦，脉数急者为传也。伤寒二三日，阳明少阳证不见者为不传也。此皆发明此段言外之意也。

二日阳明受之，阳明主肉，其脉夹鼻络于目，故身热目疼而鼻干不得卧也。

二日阳明受之，则邪在肌肉之分，深于太阳一层。耕铭按：非也。《伤寒论》之阳明与肌肉之分并无关联，肌肉之分亦属太阳，此处宜加以甄别。《内经》与《伤寒》之"六经"实有差别也。阳明脉夹鼻络于目至胸腹，身热者，寒已化热，其邪传入肌肉也，比太阳发热为深。目疼、鼻干者，邪客其经故也。不得卧者，邪在阳明而卫气独行于阳与此相持也。此义详见《灵枢·邪客》篇及《大惑论》。耕铭按：当属太阳与少阳并病。目疼、鼻干，少阳主诸孔窍是也。仲景曰：少阳之为病，口苦，咽干，目眩也。不得卧者，太阳经身疼不解与邪入体侧少阳经是也。《调经论》曰"阳明者，胃脉也，其气下行，阳明逆不得从其道，故不得卧"是也。仲景曰：阳明外证，身热汗自出，不恶寒反恶热也。又曰：伤寒二日，阳明脉大。此即发明此段也。此时发汗，其邪则解，应不传少阳，乃八日阳明病衰，身热少愈。若不发汗，邪气留连，而少阳气虚，则三日受之，若少阳不虚，则不得传，尚在阳明也。耕铭按：《伤寒论》之少阳、阳明与《内经》之少阳、阳明有所不同。《伤寒论》中的常规传变次序当为少阳传阳明，非阳明传少阳也。虽然仲景受《热论》篇六经传变模型之启迪，《伤寒论》之六经撰写顺序亦与《热论》篇相仿，但具体到条文中，我们会发现仲景实际上做了一些"移花接木"的改变。这也是仲景迫于时代压力的无奈之举，但同时也表明仲景在整合规范中医诊治体系的过程中真正做到了继承与创新。

三日少阳受之，少阳主胆，其脉循胁络于耳，故胸胁痛而耳聋。

少阳者，表之终里之始，其经直与胆并。故少阳受邪，胆则病矣，不若太阳、阳明之主皮肤肌肉，与胃、膀胱相去远。耕铭按：太阳寒水主司体表之津液代谢，部分生理功能与肺、膀胱相交，此即五苓散气化三焦水饮之真义。《内经》曰：肺通调水道，下输膀胱。阳明病的病理特质会连带出现胃肠道的菌群紊乱以及胃肠道重吸收毒素入血通过血道播散导致菌血症、毒血症和败血症，这也是承气汤承清启浊的病理基础。

所以，不可片面看待六经，当从实际临床中看起。太阳受邪，而膀胱不病；阳明受邪，而胃不病也。《甲乙经》《病源候论》俱曰：少阳主骨。又华佗曰：三日在肌。此华佗、皇甫谧、巢元方诸氏皆不知《内经》主胆之义故也。今少阳受邪，热在胆，故卫动其经，为胸胁痛而耳聋也。仲景曰：少阳之为病，口苦，咽干，目眩也。又曰：本太阳病不解，转入少阳者，必胁下硬满，干呕不能食，往来寒热。又曰：少阳中风，两耳无所闻，目赤胸中满而烦。此即发明此段也。耕铭按：《伤寒论》之少阳区块实广于此处"胆之少阳"也，单单《内经》之"凡十一脏取决于胆"即可打破脏腑经络即可打破脏腑经络中"少阳胆"之狭义定义也。此时发汗，其邪则解，应不传太阴，乃九日少阳病衰，耳聋微闻。若不发汗，邪气留连，太阴气衰，则四日受之，若太阴气不虚，则不能传，尚在少阳也。耕铭按：少阳病不可单独发汗，此处论述有误。至于传变，少阳失枢可以表现为急性炎症高发的阳明病，也可以因正邪交争出现"滑铁卢战役"而败走三阴，具体是少阴、太阴还是厥阴，当视病人病理体质状态而定。临床常见并入厥阴，这可能与《内经》中少阳、厥阴互为标本中见有一定的关系。仲景曰：伤寒三日，少阳脉小者，为欲愈也。又曰：伤寒三日，三阳为尽，三阴当受邪，而其人反能食，而不呕，此为三阴不受邪也。又曰：伤寒六七日，无大热，其人躁烦者，此为阳去入阴故也。此皆发明此段言外之旨也。耕铭按：上三条"仲景曰"皆非仲景原文，实乃后世依《热论篇》所注之旁文也，学者于此处不得不擦亮眼睛。

三阳经络皆受其病，而未入于脏者，故可汗而已。

已上三阳经络皆受其病，而未传入于三阴之脏经者，故可汗而已。耕铭按："可汗而已"？谬矣。三阳并病，宜柴胡剂、麻桂剂、石膏大黄剂之合方，何止发汗一法？仲景得斯旨，制发汗、解肌、和解三方。太阳则麻黄汤、桂枝汤，阳明则葛根汤、桂枝加葛根汤，少阳则小柴胡汤、柴胡桂枝汤是也。耕铭按：《伤寒论》之阳明制方当首推石膏、大黄、黄连剂，与葛根剂毫无关联。此希哲仅着眼于《热论篇》"阳明主肉"之误矣，殊不知《伤寒论》之阳明已有所推陈出新，早非《热论篇》之原貌矣。尝试推敲体会仲景的新意，才是学透《伤寒论》的关键。

四日太阴受之，太阴脉布胃中，络于嗌[①]，故腹满而嗌干。

邪在少阳时，失于汗解，则转入太阴。太阴，脾经也，其脉布胃中，络于嗌，今邪热入之，故腹满而嗌干也。仲景得此段之旨，立《太阴篇》，然止述直中与误下而得者之脉证治法，而于此段之脉证治法，则列诸《阳明篇》，如三承气汤诸证是也。盖以经之所受虽在太阴，而其邪之所客，则在胃中故也。但《内经》以经作说，故曰太阴受之；仲景以病之所有立法，故名曰阳明病，言虽异而意同。夫邪入于太阴，则当入于脾矣，反随经入于胃中何也？盖邪中于阳则流于经，经而不已则入腑也。若邪直中于阴经，亦其脏气实，则犹不能入客，况

---

① 嗌（yì）：咽喉。

本从三阳传入于阴经者乎？所以随经入胃不直入脾也。《灵枢经》所谓"中于阳则流于经，中于阴则流于腑"是也。不独太阴，少阴、厥阴亦然。从来诸氏，率不极力深会《内经》、仲景之本旨，徒随文读之，故不知此妙义。或以《太阴篇》为有脱简，或欲以桂枝加大黄汤、大柴胡汤治此证，甚者欲以五苓散、胃苓汤治之，妄意迁就，漫立言，以聋盲后生焉，实可哀哉。吁！中原之博，魏晋以来之久，其间虽有名于当时而传于后世者，而未见一人辨知之者，则固无怪夫时师之昧陋焉耳。

　　或曰：吾子以仲景所辨阳明内实证，为《内经》所说太阴病，诚发明先贤未发之旨者也，然亦有可疑。仲景曰：阳明居中土也，万物所归，无所复传。今太阴受之，邪已入胃，而有所复传夫少阴、厥阴，何也？曰：仲景所谓传也者，邪从此到彼之谓也。从太阳而或到阳明，或到少阳、太阴，皆所谓传也。故太阴已受之，邪已转入胃中，作阳明内实者，无所复传于他经矣。若夫所谓少阴受之、厥阴受之，只不过受胃热之余炎，熏灼其经络，煎耗精血津液耳，非邪从胃出，而复传于他也。唯其在胃不复传他，故其见证虽有三阴之别，而皆下之去其胃中邪热，则其经自安也。仲景以《内经》三阴内实证，名为阳明病者，为此也。耕铭按：《热论》篇与《伤寒论》"指示性"用语不同，读者切不可随文敷衍混淆。跳出文字概念与固有观念，尝试体会其背后一致的"暗示性"文法，方不失灵活变通。吁！非深究仲景、《内经》者，不足与语斯旨焉。仲景曰："阳明之为病，胃家实也。"又曰："伤寒四五日，脉沉而喘满，沉为在里。"又曰"服柴胡汤已，渴者属阳明。"又曰："阳明病脉迟，虽汗出不恶寒者，其身必重，短气腹满而喘，有潮热者，此外欲解，可攻里也，手足濈然汗出者，此大便已硬也，大承气汤主之。"云云。又曰："发汗不解，腹满痛者，急下之，腹满不减，减不足言，当下之。"此皆发明此段之义也。此时下之去其邪，则应十日太阴病衰，腹减如故，则思饮食。若不下之，邪气留连，则其热弥漫于少阴也。**耕铭按：希哲兄在此条处理的令人"啼笑皆非"，绕了一大圈子，总归是明白了。**

五日少阴受之，少阴脉贯肾，络于肺，系舌本，故口燥舌干而渴。

少阴，肾经也，其脉贯肾，络于肺，系舌本。今邪热入胃，其余炎煎熬此经，故口干舌燥而渴也。渴，肺热也。此时下之去其热，则应十一日少阴病衰，渴止，腹不满，舌干已而嚏。若不下之，邪气留连，则其热漫衍于厥阴也，此时太阴腹满证尚有。仲景曰：少阴病二三日，口燥咽干者，急下之。此即直中少阴病，转属阳明者也。亦以示不止阳证传阴之宜下，而虽直中阴证，转入腑则宜下之之活法也。**耕铭按：仲景于此做了颠覆性的纠正，将《热论》篇之三阴并为阳明。《伤寒论》条文前缀常见"医反下之"之误治，足以见先人受《热论》篇误导不轻，仲景拨乱反正，以身试法，可谓用心良苦。**

六日厥阴受之，厥阴脉循阴器，而络于肝，故烦满而囊缩。

厥阴，肝经也，其脉循阴器，而络于肝。今邪热在胃，其余焰焚之，故烦满而囊缩。烦，心烦也；满，腹满也。腹满，胃实也；心烦，肝热也。此时下之，夺其热，则应十二日厥阴病衰，囊缓，少腹微下，大气皆去，病日衰愈矣。若不下之，其邪留连，则营卫不行、五脏不通而死矣。

或问：六经见证如此而已耶？曰：不然。此但举其大概，以示其经受病，则有其应之例耳。欲究其详，则熟读仲景六经诸篇，而更探讨《灵枢·经脉》篇、《素问·脉解》篇及诸论经络者，可知之耳。或问：由子之说观之，此篇三阴病，皆仲景所述阳明病也。其《阳明篇》中，太阴证固已有矣，其于少阴、厥阴证，则无一见之，何也？曰：邪已入阴，作阳明内实脉证者，则不别夫太阴、少阴、厥阴皆当下之，但详其内实之微甚，而三承气汤、大柴胡汤选用，故唯详述三承气、大柴胡之用法，而不论三阴之别耳。世之徒读文字、妄极穿凿者安能知斯旨也？耕铭按：《热论》篇的三阴实为《伤寒论》阳明病的三个病期。倘若明了于心，倒不如重新跳出原文，如灵胎兄一样，只类方而不类经，何其清新简约！临床上升到一定的境界，理论多了反而有掣肘之嫌。

三阴三阳、五脏六腑皆受病，营卫不行、五脏不通则死矣。

三阴，五脏之经；三阳，六腑之经。故三阴三阳受邪，则五脏六腑皆受病也。其在三阳也，发汗解其邪，则营卫行而愈矣。其在三阴也，下之夺其邪，则五脏通而愈矣。耕铭按：单"汗""下"二法，尚为原始。可知《热论》篇之论治思想局限于《伤寒论》之三阳为病，至于三阴论治，当效仲景。若三阴三阳皆受病，既至厥阴而不下，津液烁尽、精血涸竭、营卫不行、五脏不通则死矣。所谓"其死以七日之间者"是也。此其邪甚，其病重者也。若其邪缓，其病轻，营卫尚行，五脏尚通者，犹可救疗得生也。仲景得斯旨，而述七八日、八九日、十三日以上者之证治焉，谆谆无余蕴。吁！世之徒拘泥字句者，安能如是也？

按：此篇止言足经不言手经者，盖足太阳主皮肤，则手太阳亦主皮肤；足阳明主肉，则手阳明亦主肉；足少阳主半表半里，则手少阳亦主半表半里，至三阴亦皆然。故已言足经，手经亦在其中。张介宾曰"伤寒者，寒邪也，欲求外证，但当察于周身，此二句有病，张氏不深究仲景也。学者善读仲景书，而后知其病焉，勉之焉。而周身上下脉络，惟足经则尽之矣，手经无能遍也。且手经所到，足经无不至者，故但言足经，则其左右前后、阴阳诸证，无不可按而得，而手经亦在其中，不必言矣"云云。此说发前人之所未发者也，诸氏多不知此义，妄言伤寒传足不传手，而作种种凿论，谬矣。耕铭按：赞同。

其不两感于寒者，七日巨阳病衰，头痛少愈；八日阳明病衰，身热少愈；九日少阳病衰，耳聋微闻。

邪在巨阳时，发其汗者，与其邪轻、正气胜而自解者，其法如此，仲景所谓"发于阳七日愈"是也。阳明、少阳仿此。

耕铭按：具体几日愈，当取决于病人的素体病理状态，七日、八日还是九日，不可拘泥于此。

十日太阴病衰，腹减如故，则思饮食；此曰思饮食，则前太阴受之时不思饮食可知矣。十一日少阴病衰，渴止不满，舌干已嚏；此曰不满，则前少阴受之时腹满可知矣。十二日厥阴病衰，囊缓，少腹微下，大气皆去，病日已矣。此曰少腹微下，则前厥阴受之烦满时少腹窄上可知矣。

邪在太阴时下之者，与其邪轻、正气胜而自解者，其法如是。少阴、厥阴仿此，前所谓其愈皆以十日已上者如此。由此观之，彼七日巨阳病衰者，亦必待十二日而愈也。盖大邪虽已去，而其余气尚在经隧间，而经气未尽复，至十二日，乃六经气尽复也。仲景所谓"风家表解，不了了者，十二日愈"是也。盖不止邪气之流行盛衰如此，而正气之来复亦如此也。然则八日阳明病衰者，十三日可愈；九日少阳病衰者，十四日可愈，三阴病仿此。

帝曰：治之奈何？

岐伯曰：治之各通其脏脉，病日衰已矣。

脏脉即经脉，各通其脏脉者，若巨阳病则治巨阳，阳明病则治阳明，针、药皆然。仲景曰：太阳病，头痛七日自愈者，以行其经尽故也，若欲为再经者，针足阳明，使经不传则愈。亦扩此义也。又曰：太阳病，初服桂枝汤，反烦不解者，先刺风池、风府，却与桂枝汤则愈。亦即此法也。耕铭按：可参。但应明晰，仲景六经之范围广于脏腑经络之六经，从病理次第与阴阳属性来看，针灸经络与方药六经还是有质的区别的，二者可以结合，但却不能相互代替。另外要注意，《伤寒论》中但凡涉及针灸的条文，都不是仲景所作，皆王叔和另撰《脉经》时所为。

其未满三日者，可汗而已；其满三日者，可泄而已。

所谓各通其脏脉者，大法如是。已上邪从阳入阴之大法，而阳证实热之本病也。仲景扩其法，立汗下之法，发汗则制桂、麻、葛根、柴胡等方，下之则制三承气汤、大柴胡汤等方，以尽其奥秘矣。耕铭按：柴胡、葛根还能用来发汗？谬矣。虽曰麻桂发汗，但到底发不发汗，当看人体之大作为，药物仅起引导作用。此篇奥旨，《难经》发明之，见于后。

帝曰：其病两感于寒者，其脉应与其病形何如？

帝问其表感于寒而行六经，七日死，十日以上愈之解。既得闻之矣，其两感于寒者，其经脉两应何经？其病证两形何证乎？

岐伯曰：两感于寒者，病一日巨阳与少阴俱病，则头痛、口干而烦满。

表感于邪者，巨阳受之，阳尚拒之，化为热，故见头痛等证；重感于邪者，少阴受之，阴不能拒之，还于腑，其寒直入脏。少阴，肾也，邪直入肾，则元阳浮散于外，而不主气之运化，故口干而烦满。烦，心烦也，元阳浮散于外故；满，腹满也，里冷不主气化故，此即表热里寒。于此时，急温其里以复其元阳，则或可得不死焉。若不然，则其寒益延及于脾，其热传及于肉。耕铭按：希哲所言之阴盛格阳恐与《热论》篇之巨阳与少阴俱病不符。此处"满"当非里虚里寒之腹满也，乃为里实里热之象。

二日阳明与太阴俱病，则腹满身热，不欲食谵言。

寒及于脾，故腹满、不欲食；热及于肉，故身热、谵言。谵言，邪热犯心也，至是则难治。惟勉温补其里，以复其阳，则犹可望生。若不然，则阳气渐微，其寒益延于肝，其热传及于胆。耕铭按：还是"度"的问题。里热太过，不仅灼耗真阴，亦会灼耗元阳，致使三阳急转三阴，此即《道德经》所云："反者，道之动"。但此处还需辨证看待，里热炽盛是表象，具体是否已达急转三阴、损及元阳的程度，学者宜细审之。

三日少阳与厥阴俱病，则耳聋、囊缩而厥，水浆不入不知人者，六日死。

寒及于肝，故囊缩而厥；热及于胆，故耳聋。夫太阳主皮肤，皮肤即肺之合；阳明主血肉，血脉即之心合；少阳主胆，三焦亦在其中。今热遍三阳，则心、肺、胆、焦阳中之阴已伤；寒遍三阴，则肾、脾、肝脏阴中之阳已竭。五脏已伤，则六腑亦不通，病至于此，若水浆不入不知人者，根本已尽，故六日死，前所谓其死以六日之间者如此。若水浆入知人者，犹可望生。耕铭按：此段可以考虑为三阳急转三阴矣。"耳聋、囊缩而厥"，盖脏气已衰，天门地户开阖失司矣。"水浆不入不知人"，盖腑气将绝，五谷精微不得生养矣。阴尽阳绝，阴阳气不相接，人将亡矣。

帝曰：五脏已伤，六腑不通，营卫不行，如此之后三日乃死，何也？

帝问表感于寒者，六日而六经皆传，五脏六腑皆受病，则七日乃死，理之当然也。今表里两感者，三日而六经皆遍，脏腑皆受伤不通，则当时应死，反如是之后，尚延三日乃死者，何也？如是之后三日，合前三日，则六日也。

岐伯曰：阳明者，十二经脉之长也，其血气盛，故不知人三日，其气乃尽，故死矣。

阳明者，胃气也，为水谷血气之海，其经为十二经脉之长，血气俱盛也。故两感者，虽邪甚之病，而胃气未绝则不死。若其不知人，水浆不入三日，则其气尽绝，故六日死也。此曰不知人，不曰水浆不入者，省文也。凡古经此法甚多，至仲景书亦然，不可不知也。

按：《灵枢经·论勇》篇曰：黑色而皮厚肉坚，固不伤于四时之风，必重感于寒，外内皆然乃病。黑色皮厚肉坚大壮实者，重感于寒，外内皆冷则病，况如其他者，虽不重感，而外内皆冷乃病，可知也。又《邪气脏腑病形》篇：帝曰：五脏之中风何如？风者，总六气言。岐伯曰：阴阳俱感，邪乃得往。此说两感之病原也。仲景得斯旨，曰"寸口脉阴阳俱紧者，法当清邪中于上焦，浊邪中于下焦"云云。而本篇曰：三日少阳与厥阴俱病，水浆不入不知人者，六日死。夫三日而六经皆病，斯其病之重而急者，所以必不免于死也。若其病稍轻而缓者，不必三日而六经皆病，或虽重而急者，而其水浆尚入，而尚知人者，亦不必六日死，而犹可救疗而得生焉。仲景乃得其旨，而述其脉证治法者数十百条。论中不可发汗、不可吐、不可下、不可火、不可水诸证及小建中汤、理中汤、炙甘草汤、四逆汤、黄连汤、吴茱萸汤诸证是也。见于余《类编》太阳中篇、阳明下篇。丁宁详悉，无复余蕴。朱奉议微得其旨，乃曰：先用四逆汤温里，后用桂枝汤解表。是虽拘泥一法，而未至全失《内经》、仲景之意也。若夫王叔和发表攻里之说，张元素大羌活汤之方，及后之陋医以两感为热极，或制冲和灵宝饮，或攻表用葛根、麻黄，攻里用调胃承气，或为一日五苓散、二日大柴胡汤、三日大承气汤之说，反以《活人书》为谬者，不啻失《内经》、仲景之意，教人以刽子之术者也，哀哉！

又按：本篇所说，止举邪之中太阳传六经者，与阴阳俱感者也。《灵枢经·百病始生》篇说病之起于阴而邪中上、中、下。《邪气脏腑病形》篇说邪之中阳、中阴、中脏及阴阳俱感，而中阳乃分中太阳、中阳明、中少阳。详见于后《见病知源论》。仲景乃得其旨，更补本篇之义，以述六经直中之脉证治法。所谓太阳中风、阳明中风、少阳中风及三阴诸篇病是也。于是外邪伤人之机，其受邪皆由正气虚之旨，尽备无遗。故善读其书，细味其旨，则内伤、正虚之脉证治法，自在其中，委曲周悉，无复余蕴。然朱丹溪妄谓仲景之书详于外感也，东垣之书详于内伤也。不知详于外感，则内伤亦详也。此不深信仲景，而以己惑惑人者也。张介宾有云:"刘、朱之言不息,则轩、岐之泽不彰,是诚斯道大魔,生民之气运也。"诚哉言也。

凡病伤寒而为温者,先夏至日者为温病,后夏至日者为病暑,暑当与汗皆出,勿止。

《生气通天论》曰"冬伤于寒,春必病温",《金匮真言论》曰"夫精者,身之本也,故冬藏于精者,春不病温"云云,合二篇观之,则病温者,因伤于寒,而伤于寒者,因不藏精也。不藏精者,兼肆色之客与劳役之人而言。夫房室、劳役,内外不同,而其失肾精则一也。程应旄曰"冬当寒水主令之时,此谓闭藏,有违圣度,而伤及肾,是为冬伤于寒,谓失冬气养藏之道。凡此者阴阳离决,精气乃绝,伤在脏矣。以其乘令,尚可御邪,令气一去,则因于露风,寒热乃生"云云。此程氏之发明,诚可以破千古之惑矣。夫冬不藏精,则肾水伤不生木,木已虚则火亦虚,故至春则不耐温气,至夏则不耐暑气,乃感焉,致为病温,为病暑也。此以其身之正气虚故,不能耐于时令之正气也。温也,暑也,虽时异名殊,而其本皆因冬不藏精也。精虚则津液少,津液少则脏腑百体皆失其养,遂致令温暑之邪肆其燥热矣。故凡治之之法,虽有表证不可发汗,虽有里证不可下,但当补阴润燥、清热生津液,津液一生,则四肢百体得其养,邪气无所留,随汗乃解,此谓与汗也,而津液盛,则无亡阳之虞矣。耕铭按:津液虚衰当明辨阴阳虚实,阴虚阳亢者,清热滋阴是也;脾阳虚衰化生津液不利者,亢奋其脾阳也。"但当补阴润燥、清热生津液"，希哲所述未免片面矣。其邪不尽解则汗出不止，故其汗虽多出，而勿止之，邪皆出则汗自止也。故曰：皆出，勿止。

或曰：本文但言暑当与汗，不言温之治法，何也？曰：温、暑同病同证，但以夏至前后别名耳。已曰"暑当与汗"，则温自在其中，不待言矣。此古文省字法。王叔和《伤寒例》曰"中而即病者，名曰伤寒；不即病者，寒毒藏于肌肤，至春变为温病，至夏变为暑病，暑病热极重于温也"云云，此说谬也。夫中邪之大者，莫不即病焉；若其邪小者，留而不去，则不过传舍于肠胃之外、募原之间，留着于脉息，而成积成疝矣。详见《灵枢经·百病始生篇》等中。或夏伤于大暑，汗出腠理开，遇凄沧之水寒，藏腠理皮肤之中，则不过秋伤于风，发为寒疟矣；或冬中于风寒，气藏于骨髓，亦不过至春夏为温疟。详见于《疟论》篇。夫藏于骨髓、藏于肾者，且不过成温疟，岂有寒毒缠藏于肌肤，至春夏为夫温暑之大病乎哉？此叔和所以浅于仲景，而昧于《内经》也。耕铭按：中医科学化，首当正视人体疾病发展之客观规律，而非沉迷于主观臆想揣测之中。

按： 仲景曰"太阳病，发热而渴，不恶寒者，为温病。若发汗已，身灼热者，名风温"云云。其末曰：一逆尚引日。一逆者，指前发汗也。此分明示温病不可发汗。若误发汗，虚其表气，则风邪袭其虚，风与温邪相搏，乃为风温病，而引日难愈也。耕铭按：表邪入里化热也。此发明夫《内经》当与汗之奥旨矣。奈何王叔和妄吐阳脉浮滑、阴脉濡弱者，更遇于风变为风温之妖诞，而后之愚者孙思邈、朱肱之辈。宗其说，更为种种臆说，漫制葳蕤汤等方，以毒害苍生耶。若夫程应旄之敏，言大青龙汤可借用，如葳蕤汤亦是也，亦为其所惑矣。又若夫王冰、马莳、张介宾辈注《内经》，误解当与汗为发汗之义。夫发汗是夺汗耳，何可谓之与汗也哉？此处一误，故其他亦因误者多矣，不亦疏乎？耕铭按：试问麻杏石甘汤乃发汗一法否？非也，实乃石膏清热邪而邪借麻黄、杏仁从表（皮肤腠理、泌尿系统）驭微汗、浊尿而解，用甘草取其佐制津液过泄之用也。肺热甚者亦可随利而解，盖肺与大肠相表里也。耕铭之意，暗含其中矣。

帝曰：热病已差时，有所遗者，何也？

遗者，谓病尚一二在也。

岐伯曰：诸遗者，热甚而强食之，故有所遗也。若此者，皆病已衰，而热有所藏，因其谷气相搏，两热相合，故有所遗也。

帝曰：善，治遗奈何？

岐伯曰：视其虚实，调其逆从，可使必已矣。

强食者，或人强食之，或自强食也。夫热甚则胃气不和，胃气不和而强食则不能尽运化之。其食渣黏着于胃中，郁住其邪热，谷气与邪热，两热相合，故其病虽大热既去，而尚有所遗，不能全愈也。治之法，虚则补之，实者泻之，逆者正治，从者反治，虽治遗亦不外常法也。仲景曰：病人脉已解，而日暮微烦者，以病新差，人强与谷，脾胃气尚弱，不能消谷，故令微烦，损谷则愈。损谷者，谓不多食。又曰：吐利发汗，脉平小烦者，以新虚不胜谷气故也。皆发明此段之余意也。但此段所说，则故病不尽愈，而有所遗，故视其虚实，调其逆从治之也。仲景所述，则故病已解，脉已合，又有所病，故但损其谷食，不过饱也，不必服药自愈。耕铭按：亦非皆如此。如茵陈蒿汤之湿热黄疸证，大病瘥后，病人劳复（主要是愈之初不注意节制饮食），出现旧疾复发，当以《辨阴阳易差后劳复病篇》之枳实栀子汤主之，若有宿食者，内大黄如博棋子五六枚，服之愈。亦有"伤寒差以后，更发热，小柴胡汤主之"云云。今之医，治伤寒余热，率用八解散、香砂六君子汤之类以为套方。二方皆化宿食，健胃气，暗合于《内经》、仲景此段之旨焉。然而不知视其虚实，调其逆从之法，故或偶得愈，或不得愈，以致绵延引日，或由此生他疾，终致不起者，亦间有之。盖以不究《内经》、仲景之旨，唯习夫儒医之陋说故也。或以此为热因热用，秘中之秘者，其愚极矣。

帝曰：病热当何禁之？

岐伯曰：病热少愈，食肉则复，多食则遗，此其禁也。

肉者，凡鸟、兽、鱼肉，其性多抱热毒而难化，故食之则其热复起也。多食之义，已见前段。仲景得斯旨，而扩其义曰：禁生冷、黏滑、肉面、五辛、酒酪、臭恶等物。且立劳复差后、阴阳易诸病脉证治法，以尽《内经》之奥旨矣。

《五十八难》

曰：伤寒有几？其脉有变否？

《内经》黄帝曰：今夫热病者，皆伤寒之类也。其已曰皆，则知热病非一种也；已曰伤寒之类也，则知其病皆类于伤寒也。然在帝则皆知之，常人则不知，故问伤寒之类有几种，其脉有变否。变，异也。

然。伤寒有五：有中风，有伤寒，有湿温，有热病，有温病。其所苦各不同。

所谓热病者，皆伤寒之类者，大概如此。其所苦不同，而其六经见证多相类，故曰皆伤寒之类也。但其脉各不同，今述其异。

中风之脉，阳浮而滑，阴濡而弱。

阳言寸脉，阴言尺脉，凡寸以候表、候上、候卫、候腑，凡尺以候里、候下、候营、候脏。阳浮而滑者，表受风而卫强也；阴濡而弱者，营为卫所并也。仲景得斯旨曰：太阳病，发热汗出，恶风脉缓者，名为中风。又曰：太阳中风，阳浮而阴弱。其意以谓已见缓脉阳浮阴弱，则表中风卫强营弱之候明也。如是则虽不兼滑濡，亦可名为中风，此示人以活法也。后皆仿此。耕铭按：《伤寒论》脉之阴阳来源于《内》《难》二经，非仲景之意也。仲景所著之书皆不言脉之阴阳，以其笼统牵强也。条文中之"脉阳浮而阴弱"，实为"脉浮弱"之义，阴阳脉法乃王叔和受《内》《难》影响而妄加也。若以寸口之脉独断疾病之源、统诊治大法，一非六经之本义，二诚愚妄矣。中医之衰败，实毁于此等伎工也。下同。

湿温之脉，阳浮而弱，阴小而急。

湿温，谓湿病之发热头痛，似温病者也。阳浮而弱者，表受湿而卫弱也；阴小而急者，卫受湿而营为之郁也。仲景曰"太阳病，关节疼痛而烦，脉缓者，为中湿"，又曰"湿痹之候，其人小便不利，大便反快，但当利其小便"，又曰"湿家身烦疼，以发其汗为宜"云云。

伤寒之脉，阴阳俱盛而紧涩。

阴阳俱紧涩者，表里受寒而营卫俱涩也。仲景曰：太阳病，或已发热，或未发热，必恶寒体痛呕逆，脉阴阳俱紧者，名为伤寒。耕铭按："脉阴阳俱紧"，谈紧不谈涩，何也？此中滋味，盖独叔和明矣。叔和于《伤寒论》原文中伪注脉论，实误人不浅。

热病之脉，阴阳俱浮，浮之而滑，沉之散涩。

热病者，谓中暑热之病也。浮之而滑者，暑热在表也；沉之而散涩者，暑热伤气而里虚也；阴阳俱浮者，暑邪中于表里也。仲景曰"太阳中热者，暍"是也，其人汗出而恶寒，身热而渴，白虎加人参汤主之。

温病之脉，行在诸经，不知何经之动也，各随其经所在而取之。

温病者，即《内经》所谓"病温病暑"是也。行在诸经者，在太阳则脉浮，阳明则脉大，少阳则脉弦，三阴则脉沉是也。不知何经之动者，言其病证相杂而不纯一也。各随其经所在而取之者，言各随其脉，知邪所在之经而治之也。仲景曰：太阳病，发热而渴，不恶寒者，为温病。夫脉浮头项强痛，是太阳病也；发热而渴，不恶寒者，阳明病也。如此者不知太阳之动耶、阳明之动耶？但随其脉浮，乃为太阳病；若脉大，则当为阳明温病。各随其经所在取之，针、药皆然。

已上五病，皆于其初发而分其异也，如风、寒、暑、湿则感而即病，故各有定体而现其脉也。若夫温病，则冬伤于寒，真阴已衰，阳气失配，精血微少，不足养身，以至春夏，不耐时令正气，因感为病。故其脉无定体而但浮，更随各经见其脉耳。耕铭按：以脉论证，是古人迫于临床诊断局限的无奈之举，类似于现在的"借物喻人"之手笔。切不可本末倒置，遂忽弃现代医学诊断之要而倒逐远古之繁缛糟粕也。

或问：《内经》说伤寒之六经，《难经》说温病之在经，然则中风、湿温、热病不传于六经欤？曰：《内经》已言热病者皆伤寒之类也，而举伤寒之六经，则其他诸热病皆传变于六经，固不待言而可知也。耕铭按：举一反三。仲景曰：太阳病，头痛至七日已上自愈者，以行其经尽故也。此不言伤寒，言太阳病者，总夫中风、温病、痉、湿、暍而言，此发明《内经》之旨也。此段言温病之脉，行在诸经者，非谓温病独传变于六经也，且以其脉不如风、寒、暑、湿之有定体，而可名浮而滑、濡而弱、浮而弱、小而急、盛而紧涩、浮之而滑、沉之而散涩，而只随其经所在见其脉故也。或曰：然则除温病外诸病，虽传于他经，不变其脉乎？曰：固哉，子之读书也。夫温病已随其经所在，各见其脉，则其他诸病，亦各随其经所在而变其脉，固不待言而可知矣。耕铭按：如此，仲景之六经体系遂可以一消千古之疑惑，类经而不类病名，即总领临床之扼要也。而六经之中不唯传变亦或兼并，六经之中亦可再分六经，病位、阴阳处处可见矣。遂感：纵使日月旋转，吾有大道归一。古人多不解斯旨，乃妄为臆说曰：风寒传变六经，暑湿偏着于五脏。吁！于《素》《难》、仲景之诸篇，未见似此之说，是但求其义而不得，又从为之辞者也，陋哉！

伤寒有汗出而愈，下之而死者；有汗出而死，下而愈者，何也？

《内经》曰：其未满三日者，可汗而已；其满三日者，可下而已。夫六经已示诸热病之证例，则知此治法，亦示诸热病之治例也。然今治诸热病，其未满三日者，有汗出而死，下之反愈者；其满三日者，亦有汗出而愈，下之反死者，何也？

然。阳虚阴盛，汗出而愈，下之即死；阳盛阴虚，汗出而死，下之而愈。

《内经》之所说其未满三日也者，示邪在表之例也；其满三日也者，示邪入里之例也。夫人有虚实微甚，邪有轻重缓急，如之何其得拘日数也？其传之速者，虽得之一日，便直入里；其传之迟者，虽已过十日，而尚在表。但当随其脉证，而行汗下为得之。故阳虚阴盛，汗出而愈，下之即死。阳言三阳，阴言三阴，凡三阳虚而受邪，三阴盛而无病者，是为表病而里和，故汗出而愈。若误下之，则亡正气而其邪不去，故即死也。阳盛阴虚，汗出而死，下之而愈。三阳初虚而受邪，而其邪传经内入，三阳复盛而无病，但三阴受其邪热而虚者，是为表和而里病，故下之而愈。若误汗之，则虚其表而里邪不去，故死也。耕铭按：由此观之，仲景所著《伤寒论》于每条文前多见"反汗""反下""或汗""或下"等言，实因《热论篇》有前车之鉴也。言伤寒之治法，仅"汗""下"固不得其全矣，况上古之汗法、下法，实非麻桂、黄硝能比也，仲景亦屡驳其治也。《内经》以三日之满，未立汗下之法，其微旨如此。其既曰：阳虚阴盛，汗出而愈；阳盛阴虚，下之而愈。则虽三阳虚受邪，而三阴未盛者，不可发汗；虽三阴受热而虚，而三阳未盛者，不可下之。必须先调其三阴救其三阳，令其更盛，而后乃行汗下焉，此扁鹊言外之微旨也。仲景得其微旨，乃述不可汗、不可下之脉证治法者凡数十百条，谆谆然无复余蕴。但扁鹊以此为诸热病通治之法，仲景扩之以为万病通治之枢机，非圣者其能如此哉？王履《溯洄集》，解阳虚阴盛，以为寒邪外客，解阳盛阴虚，以为热邪内炽，而自以为伤寒一病汗下之枢机者，真所谓以蠡测海者也，陋哉！

按：《难经》举五气之病，以明《内经》之旨焉。中风，风也；伤寒，寒也；热病，暑也；湿温，湿也；温病，火也。耕铭按：非也。"伤寒""中风"皆"暗示性代词"也，泛指致病之因素。"风""寒"取类于自然，乃古人"以手指月"之见也。具体到临床意义，仅作程度之区别，而究其病理属性，非"风、寒、暑、湿、燥、火"之单纯矣。盖人体自我应激之反应皆表象也，治病必求其本。仲景更添痉以为六病，痉即燥病，因血液燥竭，筋失润养所致也。于是乎，风、寒、暑、湿、燥、火六气之病悉具矣。耕铭按：仲景精通六气而以六经病位病性括之矣。其可别治者，各立条件，以示其脉证治法；其可通治者，立六经及坏病诸篇以括之。博之与约，常之与变，同异多少，极微尽精，靡有缺漏。故序曰：若能寻余所集，思过半矣。然则后之言仲景之书，详于风寒，略于暑湿，不及于燥火者；言《难经》之温病，即是疫疠之气者；言《内经》之六经，一种热病者；言《内经》之温病，与仲景之温病似尚有别，《内经》之温病亡于今。而今有痘疹者，立温家五证，立湿家五证，立伤寒数名，立中风数名，立温疫数名，立感伤中之别，立燥火二门，立三十六舌法，立冬温、寒疫、热病、湿温、风湿、霍乱、痓、温病、伤寒、虚烦、痰、脚气、内痈、蓄血、内伤、劳倦等名，而各别设证治者，及以仲景诸论，配之各年运气者，皆所谓欲以其昏昏，使人昭昭者也，不亦惑乎？吁！如此之类，不遑枚举，学者宜尽心焉耳。耕铭按：《内经》云"圣者察其同，愚者察其异"也。

伤寒十居其七论

或问：仲景序曰"余宗族素多，向余二百。建安纪年以来，犹未十稔，其死亡者，三分有二，伤寒十居其七"云云。仲景之时，何病伤寒者如此其多也？曰：此非独仲景之时然，今之世亦然也；非独今之世然，亘万古皆然也，但人皆为夫儒医所惑而不自觉耳。今略述其义如下。

《生气通天论》曰"风者，百病之始也"，仲景曰"夫人禀五常，由风气而生长，风气虽能生万物，亦能害万物，如水能浮舟，亦能覆舟"云云。风也者，总天地之诸气而言。庄周曰"大块噫气，其名为风"是也。

夫天地之间，唯阴阳二气而已。然有分为四气者，曰"寒、热、温、凉"；有为六气者，曰"风、寒、暑、湿、燥、火"；有为八风者，曰"东温风、东南湿热风、南热风、西南湿凉风、西凉燥风、西北湿寒风、北寒风、东北湿温风"是也。自立春至春分四十六日，东风至而生万物；自春分至立夏四十五日，东南风至而化万物；自立夏至夏至四十六日，南风至而长万物；自夏至至立秋四十六日，西南风至而化万物；自立秋至秋分四十六日，西风至而收实万物；自秋分至立冬四十五日，西北风至而化万物；自立冬至冬至四十六日，北风至而藏固万物；自冬至至立春四十六日，东北风至而化万物。

八风之义详见于《灵枢经·九宫八风》篇。合三百六十六日，以成一岁，此八风之正气生万物者也。

然其害万物之风有四等，一曰"正风"，二曰"实风"，三曰"虚风"，四曰"贼风"是也。

正风者，言四时八风之正气，其来徐而和也。此本非害万物者，但以人遇热，若用力而汗出，腠理开，因乘其虚而袭入者也。然壮实之人，暂时正气复则邪气自去；虚弱之人，虽着而为病而其病甚轻。《刺节真邪》篇云"正风者，其中人也浅，合而自去，其气来柔弱，不能胜真气，故自去"，《官能》篇曰"正邪之中人也微，先见于色，不知于其身，若有若无，若存若亡，有形无形，莫知其情"是也。但温暑二病，虽正邪，其本因冬伤于寒，真元大亏，乃成大病耳。耕铭按：祛邪不忘扶正。

实风者，言四时八风之正气，其来暴而烈也。虚弱之人受而病，然亦不至危困；壮实之人受之，则百体各得其助，骨肉弥壮健也。《九宫八风》篇曰"实风主生长，养万物"，《百病始生》篇曰"两实相逢，众人肉坚"是也。

虚风者，谓八方之正气虚，而自其他方至之风也。且如东方本气虚，则春来而东风不至，乃自西南北方而至者是也。其伤人也重，虚弱之人最甚，壮实之人不病，一时有虚则受而病也。《百病始生》篇曰：风雨寒热不得虚，邪不能独伤人。卒然逢疾风暴雨而不病者，盖无虚，故邪不能独伤人，此必因虚邪之风，与其身形，两虚相得，乃客其形。耕铭按：《内经》云：邪之所凑，其气必虚。两实相逢，众人肉坚，其中于虚邪也，因天时与身形，参以虚实，大病乃成。耕铭按：古代有种病叫"卸甲风"，就是指将军战场拼杀浑身透汗，回到营帐脱掉铠甲之后，因为未及时更衣保暖，所导致的严重的伤寒病。个人体会，到户外运动锻炼，气温稍低问题不大，但风一定不能大。不要迎风锻炼，颈背、腹部、脚下三个地方尤其要避免受风寒。空气不好时也不要到户外运动，以免患鼻炎、慢阻肺之类的呼吸道疾病。气有定舍，因处为名，上下中外，分为三员。气者，营卫也。营主里，主下；卫主表，主上。此有定舍也。然邪之中人，在表则名太阳病、阳明病、少阳病，在里则名太阴病、少阴病、厥阴病，此因处为名也。其太阳病在表、在上，阳明病在表、在中，少阳病在表里之中，三阴病在里、在下，此上下中外分为三员也。耕铭按：伤寒学不分上中下表观之病位，只分病理次第与阴阳变化。《九宫八风》篇曰：虚风，伤人者也，主杀，主害，谨候虚风避之。故圣人避虚邪之道，如避矢石然。耕铭按："避风如避剑"，练武之人亦深谙此道。《上古天真论》中提出的"七大养生原则"：法于阴阳，和于数术，食饮有节，起居有常，不妄劳作……美其食，任其服，乐其俗，高下不相慕……虚邪贼风，避之有时。认真笃实地践行这七条原则，是从根本上缓解现代人生活方式病，减轻已患病者痛苦和增加其治愈率最"简便廉验"的"灵丹妙药"。《论勇》篇黄帝问曰"有人于此，并行并立，其年之少长等也，衣之厚薄均也，卒然遇烈风暴雨，或病，或不病，或皆病，或皆不病，其故何也？"少俞曰"春青风，夏阳风，秋凉风，冬寒风，凡此四时之风者，其所病各不同形。黄色薄皮弱肉者，不胜春之虚风；白色薄皮弱肉者，不胜夏之虚风；青色薄皮弱肉，不胜秋之虚风；赤色薄皮弱肉，不胜冬之虚风；黑色而皮厚肉坚者，固不伤于四时之风。其皮薄而色不一、肉不坚者，长夏至而有虚风者，病矣；耕铭按：桂枝汤人，林黛玉体质。其皮厚而肌肉坚者，长夏至而有虚风，不病矣；其皮厚而肌肉坚者，必重感于寒，外内皆然乃病"耕铭按：麻黄汤人，吾戏称其为"疯狂原始人"，平素不易感邪，一旦感邪，则正邪交争之势必剧。是也。又有八虚风之名及伤人之异，见于《九宫八风》篇及《岁露》篇，可参看。

贼风者，非虚风，非实风，此四时不正恶毒之风，乘气之间隙而伤人者也。其伤人也，极暴逆。《岁露》篇曰"贼风邪气之中人也，不得以时，然必因其开也，腠理开也。其入深，其内极病，其病人也，卒暴；因其闭也，腠理闭也。其入浅以留，其病也，徐而迟"云云是也。要之虚风之甚者也已。

夫四等之邪，虽其所病不一，而约之则不过风、寒、暑、湿之四气耳。然就四气观之，则暑热之病最少，唯寒邪之病，亘四时最多矣。其风与湿亦多兼寒气而至，兼热气者甚少矣。

验之于天，热者日光耳，其他皆寒；耕铭按:《内经》云：阳气者，若天与日，失其所则折寿而不彰，故天运当以日光明，是故阳因而上，卫外者也。验之于地，无日光处、无火处、无硫石处皆寒；验之于四时，虽春温夏热，而凉寒之风常多，而秋凉冬寒之时，温热之风至殊少；验之于水火，凡水多而火少，且无火处自寒，无水处不自热；验之于病因，虽伤暑病，亦先伤暑汗出，因感寒气而病者多，真中热者甚少。夫世之患病，多因其身形虚而感寒也，虽壮实之人，必一时有虚，感寒而病耳。故外感寒之病常多，而单由内伤而病者常少。凡外邪之伤人也，大则为六等伤寒，小则留着为积聚痃癖及诸杂病。万病虽多，而寒邪之所致为多矣。耕铭按:余有一银屑病患者1991年大学排球比赛训练结束后用冷水冲洗身体，一盆凉水从头浇下，开始发病。此所谓外感寒邪，内耗肾精，内外感召而发病也。

《内经》以伤寒为诸热病之首魁，且论诸病，言中寒、遇寒、伤寒、受寒、形寒、寒客者，十既居七八。仲景立万病通治之枢机，而名《伤寒杂病论》，其序曰伤寒十居其七者，实以此故也。若夫荄山吴球，谓夏月有伤寒、冬月有伤暑者，徒知阴中有阳、阳中有阴之理，而不深达《内经》之本旨者也，所谓"恶智为其凿也"，诚哉！不独吴氏然也，凡世之不善读《内经》、仲景，徒悦阴阳五行之空理，漫作书立言者，比比皆是也，岂不谬乎？耕铭按:诚也。

见病知源论

仲景序曰：虽未能尽愈诸病，庶可以见病知源，若能寻余所集，思过半矣。分明示其书所列诸方，虽未能尽愈诸病，而于万病之本源，则尽举莫遗。本原既明，则其治法亦莫不尽在其中。若能寻其所集，而得其本旨，则医道皆尽在其中也。今论其大概。

夫百病之起也，皆生于虚，虚而受邪，而后病之虚实生，虚实已生，而后百病无穷矣。耕铭按：《内经》曰：正气存内，邪不可干。凡其受邪也，不过或表受之，或里受之，或表里俱受之耳。表受之者，因三阳之经气虚也；耕铭按：此处之"表"当从阳性体质看待。里受之者，因三阴之经气虚也；耕铭按：此处之"里"当从阴性体质看待。表里俱受之者，因三阴三阳俱虚也。耕铭按：此处之"表里俱受"当从脏腑之气俱衰看待。然三阳之虚，因三阴之虚，而三阴之虚，本因五脏之虚也已。

《调经论》曰：夫邪之生也，或生于阴，或生于阳。其生于阳者，得之风、雨雨即湿也、寒、暑；其生于阴者，得之饮食饥饱美恶、居处寒暖湿燥、阴阳房事、喜怒包忧思悲惊恐而言。《百病始生》篇曰：黄帝问曰：夫百病之始生也，皆生于风、雨、寒、暑、清清即凉也、湿、喜、怒包饮食、居处、阴阳、七情而言，古文简省如此之类甚多。喜怒不节则伤脏，言饮食、居处、阴阳、七情不节则伤五脏也，此义详见《邪气脏腑病形》篇，今载于后。风雨包寒暑而言。伤上，言中表也。清湿则伤下，言中里也。三部之气言脏与表里也。所伤异类，愿闻其会会谓归也。岐伯曰：三部之气各不同，或起于阴，或起于阳，言三部之气各不同，虽或起于阴，或起于阳，而其所会则一而已。请言其方方，道也。喜怒不节则伤脏，饮食、居处、阴阳、喜怒不节则伤五脏。脏伤则病起于阴，五脏伤则三阴经气虚，此病之所以起于阴也，所谓归一者也。清湿袭虚则病起于下，三阴经气已虚，而寒湿袭其虚，则邪入于里，病起于下也。风雨袭其虚则病起于上，三阴已虚，则三阳失其配而亦虚矣，而风雨袭其虚，则邪客于表，病起于上也。至其淫泆① 则不可胜数。至其淫泆变化诸病，则不可胜数也。

《邪气脏腑病形》篇曰：黄帝问曰：邪气之中人也，奈何？岐伯答曰：邪气之中人也高高字下疑当有下字。帝曰：高下有度乎？岐伯曰：身半已上者，邪中之也；邪者，包风、雨、寒、暑而言。身半已下者，湿中之也。湿亦包寒而言。故曰：邪之中人

---

① 泆（yì）：古同"溢"。

也无有常，中于阴则流于腑，中于阳则流于经。帝曰：阴之与阳也，异名同类，或曰三阴，或曰三阳，其名虽异，而其实则血气流行之一经脉耳，故曰同类也。上下相会。三阴三阳，上则会于面与手指，下则会于足指也。经络之相贯，如环无端。十二经络相贯，如环无端。邪之中人，或中于阴，或中于阳，上下左右，无有恒常，其故何也？经络相贯，如环无端，则邪之中人，应无阴阳之别，而有或中于阴、或中于阳之别，上下左右，无有恒常，其故何也？岐伯曰：诸阳之会，皆在于面，中人也，方乘虚时，谓或天地气虚时，或空腹薄衣时，或忧悲惊恐时，或行房精泄时，或病后血气虚时也。及新用力，若饮食汗出，则腠理开而中于邪。中于面则下阳明，中于项则下太阳，中于颊则下于少阳，其中于膺背两胁亦中其经。膺阳明、背太阳、两胁少阳之经也，仲景得斯旨，乃立三阳直中脉证治法，所谓太阳中风、阳明中风、少阳中风是也。耕铭按：与其说是中于经络，倒不如说是病因、病位、平素体质的"三权分立"与"统一"。帝曰：其中于阴，何如？岐伯答曰：中于阴者，常从臂胻胻，足胫也始。夫臂与胻，其阴皮薄，其肉淖泽柔润也，故俱受风包寒、湿而言，独伤其阴。帝曰：此故伤其脏乎？三阴即五脏之经，则三阴受邪当伤其五脏然乎否？岐伯答曰：身之中风也，不必动脏。三阴，五脏之经；三阳，六腑之经。脏腑互通气，阴阳互相辅。故三阴受邪，则腑阳助之；三阳受邪，则脏阴助之。俱使邪不动其脏，故不必动脏也。故邪入于阴经，腑阳助其脏气。则其脏气实，邪气入而不能客，故还之于腑。此自三阴送其邪，还之于腑。或问：腑阳能有助脏之力，则其气亦实，应不受其邪，而反受之者，何也？曰：脏，神之舍，其职皆主纳而不出，若邪入之则神去，故死也；腑，水谷之仓，其中空而能纳能出，莫物不受，故其气实而受邪，则为实、为热，清之、吐之、下之、渗之乃愈。若其气虚而受邪，则为虚、为寒，补之、温之乃愈，此腑之所以受邪也。仲景取阳病传阴诸证，名为阳明病，盖本于此，又立三阴直中诸篇，而述阴病转热诸证，亦本于此。一部《金匮》莫非发明此义，此万病阴阳虚实寒热之本原。学者尽心深思，得其本旨，则于见病知源之方，殆无余功耳。从来诸氏之书愈多愈误、愈辨愈晦者，则于此等处不深思故也。耕铭按：伏邪之"温""补""托""清"，盖根于阴阳从生变化之妙矣。故中于阳则流于经，流传三阳经而后入阴。中于阴则流于腑。从阳传入阴者，与直中阴经者，俱皆随经入腑。帝曰：邪之中人脏，奈何？谓不中于阴、不中于阳，直中于脏者也。岐伯曰：愁忧恐惧则伤心。《本病论》云：愁忧思虑则伤心。形寒饮寒则伤肺，以其两寒相感，中外皆伤，故气逆上行。耕铭按：寒饮入脾胃中焦而上循手太阴肺脉，此即所谓"寒饮射肺""心下有水气"是也；太阴肺外合于皮毛，是故娇脏极易感召寒邪也。外寒内饮，里外感召，则喘咳生矣。有所堕坠，恶血留内，若有所大怒，气上而不下，积于胁下，则伤肝。耕铭按：肝病多见阴实积聚，久而厥阴入络，牵连他脏。此即西医之所谓"细胞变性"与"血道转移"也。另肿瘤之血道转移多见于厥阴肝与太阴肺，盖由厥阴肝丑时之藏血、太阴肺寅时之朝百脉所决定矣。有所击仆，若醉入房，汗出当风，则伤脾。《本病论》云：饮食劳倦则伤脾。有所用力举重，若入房过度，汗出浴水，则伤肾。《本病论》云：久坐湿地，强力入水，则伤肾。已上皆脏气自伤而中邪者也，《百病始生》篇所谓"喜怒不节则伤脏"是也。帝曰：五脏之中风，何如？风者，总六气而言。岐伯曰：阴阳俱感，邪乃得往。阴阳俱感，则腑脏不能互通气相助，故使邪得往于五脏也，《热论》所谓"两感病"是也。

合三篇观之，则万病内伤、外感之本源，都尽无遗矣。再详仲景之旨，大抵表一边中邪则卫受之，此为表虚中风；里一边中邪则营受之，此为三阴病；表里俱中邪，而其人素实者，暂时脏气自复，其邪不能客于三阴，乃浮出于太阳之表。初中于表之邪在于卫分，后浮出之邪在于营分，营卫俱病，骨节烦疼，乃成表实伤寒。若其表气素虚，气弱血少者，虽脏气自复，其邪浮出，而不能尽达于太阳，但留连于少阳，乃成属少阳之伤寒。仲景所谓"伤寒脉弦细，头痛发热者属少阳""伤寒阳脉涩，阴脉弦，法当腹中急痛""伤寒二三日，心中悸而烦者，小建中汤主之""伤寒脉结代，心动悸者，炙甘草汤主之"是也。若其人素虚，表里俱弱者，其脏气不能自复，其表寒亦暂时内入，乃成少阴阳虚极寒之证，如仲景所谓脏厥及通脉四逆汤、四逆加人参汤等证是也。若其人脏气素虚，三阴已衰，但三阳未甚虚者，其中于里之邪，留伏于三阴，其中于表之邪，表阳尚微拒之为热，流传于三阳，乃成表热里寒之病。然其虚轻，其邪缓者，延引数日，此时急补其阳、温其里，使脏气自复，则病必可使愈。此世所谓夹阴伤寒者，而仲景所谓不可汗、不可下、不可吐、不可火、不可水诸证是也。耕铭按：总结强调了平素体质与外感、内伤的关系，统之以三阴、三阳，似乎兼有伏邪之雏形。此病世间甚多，而魏晋以来诸医矇然不知，漫为种种陋说。陶节庵、张通一不兼通《内经》、仲景，唯以臆度，微得其肤，而为如盲摸象之论。陶氏之论见于《伤寒家秘伏阴条》及《琐言阴证条》，张氏之论见于《类经·十五卷·伤寒部·热论篇》之注。

今之世医浪用杂药，多夭杀人，而曰伤寒传变难测，乃归其死于天命。予独得诸仲景、《内经》，百发百中，救危起废，使人感服者也。其方法皆仲景之成说，今书载之于《类编》太阳中篇、阳明下篇、少阳篇、坏病篇。若其病重，其邪急，三日而六经遍病，水浆不入不知人者，必不免于死，所谓"两感病，六日死者"是也。凡六病伤寒之中，其必死者，但此一证耳。其余诸病，若初觉病即治之，则发于阳者七日愈，发于阴者六日愈。若其稍经日而脉证转变者，虽不必六日、七日愈，而亦皆可治得愈，未有一人死者也。今之世多死于伤寒者，非此重急证，悉皆医者之所杀也，但非医者杀之，实魏晋以来儒医书之所杀也。此予之所以辩论叨叨不得已也。学者潜心于《玉函经》，则必信予言焉。若不然，则必以予为狂妄焉。孟子曰：吾岂好辩哉，吾不得已也！予虽不类，窃以比于此云。

若其脏气各自伤，而其邪不中阴经、阳经，直中脏者，邪微则为惊悸怔忡、健忘失心、此皆心病。喘嗽咳逆、吼哮短气、此皆肺病。心胁痛、疝瘕、此皆肝病。心腹痛、吐蛔、伤食、腰痛、霍乱、吐利、泻痢、呕哕等证，此皆脾肾病。邪甚则为卒厥暴死、阴毒客忤、飞尸鬼击等证，然神气还邪气出则愈，神气不复邪气不出则重者死不治。轻者留着为五脏中风、中寒及热病，为劳损虚怯，为疟，为疝，为积聚症瘕、肠痈失血、水气黄疸及诸杂病。其中阴经、阳经亦留着不去，则为积聚疝瘕、气痞瘀血、痈疽诸疮、瘫痪痿痹、疢疟痛痹及诸杂病，其大者为六病，传变于六经焉。耕铭按：与"癌前病变"及"肿瘤扩散"极为相似。凡其传变于六经也，约之则不过夫在表、在里、在半表里、在上、在下，而作虚实寒热矣；治之法不过夫在表者汗之，在里者下之，在半表里者和解之，在上者吐之，在下者渗之，虚者补之，实者泻之，寒者温之，热者凉之，微者逆之，甚者从之，大小缓急各量其当，奇之不去则偶之，偶之不去则反佐以取之矣。其大者如此，则其小者亦如此；其有邪者如此，则其无邪者亦不过如是而已。耕铭按：万病皆不过此法也。是即岐、黄、扁鹊一贯之正法，而万病不能遁此彀率^①焉，若不中于此法者，此死病也已。

今仲景书中尽述其脉证治法，委曲纤悉，无复余蕴，是岂非万病通治之枢机乎哉？故凡以此为不足，而求于他，以此为不然，而自立新意者，是狂愚耳；以此为有余而抄略之者，是酰鸡^②耳。世之读仲景之书，以为伤寒一病之治法，为详于风寒、略于暑湿，为详于外感、略于内伤，为冬月之治法，为

---

① 彀（gòu）率：原意为弓张开的程度，盖为法则焉。
② 酰（hǎi）鸡：即醯（xī）鸡，瓮中酒醋上滋生的小虫。

清平世之治法，为汗下攻击之法，为立法之最善，而用药之未善，而别自立新意，主火热，主气滞，主痰饮，主汗、吐、下，主阴虚火动、湿热相火，主大宝真阴，或兼取其诸法，而著书至数十百卷者，非所谓酰鸡、狂愚，则是聋盲耳，学者察之。耕铭按：语毒理不毒也。

疫疠论

或问：诸书以伤寒与疫疠，或合为一门，或分为二门，其是非何如？

曰：凡疫疠之为病，大则流行天下，其次一国一郡，又其次一乡一家，无老少男女，其病一般者是也。《内经》有五运六气、淫胜郁复之病，及五疫五疠之论。而今人之病，有赤眼，有咳嗽，有疟疾，有泄泻、痢疾、霍乱，有水肿、鼓胀，有发黄、发斑，有麻疹、痘疮、时疮、时毒，有伤寒、温病、中风、中湿，其病虽固不一种，而其本源则不过六气，其脉证则不外六经矣。故善读仲景书，而得其本旨，则无所适而不合焉。耕铭按：明白人。若夫或以为与伤寒同，而混同施治，或以为与伤寒异，而别立治方，及以仲景诸方，合诸各年运气，及以运气斗历法，附诸仲景书者，皆不徒不知伤寒，而并疫疠不知者也，不亦愚乎？

或问：王氏《伤寒例》谓春温、夏热、秋凉、冬寒，则四时之正气，而春之温病、夏之暑病飧泄、秋之疟疾、冬之伤寒咳嗽，皆四时正气之病，非时行疫气也。凡时行疫气者，春夏应温热而反凉寒，则成寒疫，其病与温及暑病相似，但治有殊耳；秋冬应凉寒而反温热，则成冬温，其毒与伤寒大异，若更加异气，则变成温疟、风温、温疫、温毒，为治不同。然则仲景所述六病，皆四时正气之病，非时行疫疠也。今子不分正不正，概谓众病一般者为疫疠者，恐误也，请再辨之。

曰：夫正气者，春温、夏热、秋凉、冬寒之无过不及，风、雨、霜、雪应时而至者也。若受此气而成病者，《内经》名之曰正邪；若其太过而至者，名之曰实风；若其不及而他气反乘之者，名之曰虚邪贼风。此义详见于前《伤寒十居其七论》。太过、不及，皆不正之气，而自其感而成病，言之虽正气，亦为不正，《内经》谓之正邪，邪即不正之谓也，岂独春夏之凉寒、秋冬之温热，名之为不正哉？夫正不正，同是六气，但以其应时与不应时分名耳。耕铭按："正"者，中也。至其感而成病，则皆不过在表、里、上、下而为寒、热、虚、实，在表则见表脉、表证，在里则见里脉、里证，轻者其脉证轻，重者其脉证重。故在表则治其表，在里则治其里，轻者轻治，重者重治，寒、热、虚、实亦皆然。夫正气之病如此，则不正气之病亦如此。耕铭按：《内经》云：知其要者，一言而终；不知其要者，流散无穷。舒服！《内经》诸篇，或说四时八风，或说五运六气，推究其变化，虽固千端万绪，而至夫脉证治法之要，则不过如此也耳。然则正气之病，应时之时行也，不正气之病，非时之时行也，岂可独以春夏之凉寒、秋冬之温热谓之时行之气也哉？凡众人之病一般者，不论正不正，皆谓之时行疫疠焉。《释名》曰"疫，役也，多有鬼行，言邪气流行也。役，不住也；疠，砺也，病气流行，中人如磨砺伤物"是也。愚按：疫，役也，病之困人，犹君之役民也；疠，厉也，虘^①恶之谓也。吁！王叔和徒诵《内经》、仲景，不知其本旨，妄作肤陋之言，妖惑后生，可谓造言乱民之刑徒也。昔程郊倩贬《伤寒例》，以为狐鸣鬼嗥，亦非过论也。若夫王履强辨即病不即病之异，以春夏伤寒为寒疫，秋冬为真伤寒，而谓清凉攻下不必求异，发表解散不可不异也。陶华谓瘟疫切不可作伤寒正治而大汗大下也，但当从乎中治，而用少阳、阳明二经药加减和治之。此皆自化为狐鬼而和其鸣嗥者耳，不亦鄙乎？

又问：然则仲景所述之六病皆疫疠耶？

曰：众人等病则可名为疫疠也，若一人病之，则未可谓之疫疠。不止六病，诸病皆然。

又问：六病亘四时皆有之耶？

曰：六病之中，唯暑暍一病，在春末以后，至秋初以前。其他五病，四时俱在，但伤寒最多，痉病殊少耳。学者潜心

---

① 虘（cuó）：《说文·虍部》：虘，虎不柔不信也。这里引申指狡诈。

可见。

又问：温病非止在春夏耶？

曰：《内经》云冬伤于寒，春必病温者，盖以春夏病此者最多也。凡正气虚，不任时气者，虽秋冬非时之温暖，亦能感而成病，岂止春夏乎？《六元正纪大论》于子午纪之五气，及卯酉巳亥纪之终气，皆曰其病温，以此故也。叔和不达其旨，徒见其文即附会冬温之名，以作种种妖说耳。

又问：然则王氏温疟、风温、温疫、温毒之说，亦皆非也欤？

曰：皆非也。夫温疟，《内经》有论，而仲景有治方。风温即温病之谬汗而受风气者，仲景亦有详说。此二者，但熟读《内经》、仲景，则叔和之谬不辨而明。《脉经》又有风温、湿温二论，其末细书曰：此二首出《医律》。然其论不与《难经》、仲景相合，则其《医律》者，非仲景氏之书，最不足取也。若夫温疫，仲景无说，而《内经》别有温疠之称，疠与疫，同疫也。夫温疫之名，其来久矣，盖时行病之总名也。后世改温字作瘟字，《书》曰"瘟疫，民皆病也"是也。其意犹《难经》湿病名湿温之意也。凡发热头痛如温病，而众病成疫者，不论何病，皆可名曰温疫，不止谓真温病之成疫也。然则岂可独谓阳脉濡弱、阴脉弦紧者为温疫乎哉？耕铭按：赞同。至于温毒，则于《素》《难》、仲景无一证焉，此叔和之造言耳。晋唐以来，诸家不精究《内经》、仲景，一宗叔和之说，附益其诞，谩立温家五证、湿家五证、瘟疫五证及四时正气等诸名，而各别设论治，愈详愈昧，遂令后学不知其所向方，夭杀生灵，甚于刽子之残焉，岂不哀欤？近时喻嘉言论春温，辨叔和之妄，论温疫破大惑，及程郊倩以《内经》、仲景所云温病为有别，又自新言邪风之温者，则辨叔和之妄，而传己之妄，破人之大惑，而存己之大惑者也已。可笑！

又问：然则古人制圣散子、香苏散、神术散、来苏散、林檎散、十神汤、人参败毒散、升麻葛根汤、柴胡石膏散、不换金正气散、九味羌活汤、普济消毒饮、二黄汤、二圣救苦丸等方，以为时行瘟疫之主方，彼皆非耶？

曰：此诸家以其方偶中其时病多，因立以为主方者也。岂得尽愈其时病，如其方下所述哉？今观其诸病，则皆六病证中之一证，而其诸方亦皆仲景法中之一法而已。但以其不贯通《内经》、仲景，故以瘟疫为六病之外，而别立之方，以为主方。其弊遂至令后世废仲景书，遵用夫主方，而枉杀生灵焉。盖亦叔和之遗祸耳。此其方是而其意则非也，如此之类，不可不察也。耕铭按：医不在方，制在法也。

又问：诸书多录避疫方法，其是非何如？

曰：避疫方法，始出于《素问遗篇·刺法论》，然其篇后人之所伪撰。昔人既言之，凡避疫之法，皆为压愚者之怯耳，推之至理，所必不然也，岂知道者所为哉？但张景岳之法为近理，其说曰：避之之法，必节欲节劳，仍勿忍饥而近其气，自可无虑。

或问:《内经》举四等之邪,而言正邪之微且浅,虚邪之甚且深也。夫既微且浅,必不应成疫及成大病,然则其成疫、成大病者,皆不正之气耳。由此观之,王氏以温暑及伤寒为四时正气之病,固误,而吾子不论正不正,皆为疫,亦恐非也。

曰:《内经》举四等之邪,而言浅深、微甚者,示其常法也。夫四时之正气,固非病人者也。凡正气虚而不任时气,则感而为病,其虚者多则成疫耳。盖四时正气之于人身也,犹饮食之于脾胃也。今夫米饭,人人日食而养其生者也,若脾胃虚而事糜粥者,强食之则损伤其中,其伤甚者致危笃焉。正气之感人而致大病,亦犹此也。又有脏气偏胜偏虚,而遇夫不正之气,反得其助,其身安全者,是亦五行生克之机致然,未可执一论也。然而其成疫、成大病者,不正气之所致最多,而正气之所致常少耳。但此非大义之所关,学者勿强凿可。

大易运气论

或问：孙真人曰：不知大易，不足以言医。然耶？

曰：易者，圣人明阴阳消长之机，而尽天下之理者也。所谓知者见之谓之知，仁者见之谓之仁，其理随取莫不在矣。故知其事者，可占之以知吉凶；知其理者，可处己以无大过。《内经》、仲景所说皆尽易之理耳。故善究《内经》、仲景，则虽不知易，而易理自在其中。耕铭按："易"，是让中国人活明白的一套哲学方法论。所谓周易者，"周"，一气周流，阴阳轮回也；"易"，灵活变通，简易了然也。可以说，人体处处有三焦，医学处处皆周易。倘若把易学弄复杂了，那就说不过去了。若不究《内经》、仲景，唯知大易治病，则不伤事者，未之有也。故既治仲景而知《内经》，则学易或可，不学亦无害矣。吁！孙真人不以《内经》、仲景劝医，欲以大易劝医，不亦迂乎！世有由孙氏之言作医易论者，亦可谓惑之甚者也已。

又问:《内经》多说运气,《难经》亦稍论,至仲景无一言及之,而今有主张运气者,有非运气者,其是非何如?

曰:运气者,圣人以人身之正气、病气,合之于天地四时万物,而尽夫阴阳消长之机、五行胜复之理者也。医而不知之,则不能临机应变,以致十全之功焉。仲景之所述,横说竖说,莫非其理之极致矣。耕铭按:"神""形"之间,智者自明矣。但不明言者,以岐、扁既有详论,无可复赘故也。故凡为医者,固不可以不知其理,而知其理者,知其要为得矣。若徒知其理而不知其要,必流散无穷。所谓知其要者,量权宜而去取之谓也。假令其年之气运当有热病,而病人之脉证俱寒,则将从运气乎?抑将从脉证乎?必曰不可不从脉证也。仲景立六气之病,辨六经脉证治法,至微至精,无复余蕴矣。运气之变化难无穷,而不能遁其彀中①,此得其要也。故善读而得其旨,则虽不候运气,而其法可行矣。吾故曰:善学仲景者,必知运气矣;徒说运气者,不必善知仲景矣。世有不明仲景书,专依《内经》运气诸说,更傍考诸书,观天文,候运气,自以为得其妙而论其空理,或主其理立病论治法,以著数卷之书者,可谓不知其要,而驰于径路者也。夫观天文、知气节者,各别有其职,在医,虽不知之亦无害矣。然而若深达仲景之旨,合之《内经》《难经》,而无毫疑惑,用之今日,百发百中。而后

---

① 彀(gòu)中:比喻圈套、陷阱。《唐摭言·述进士上》有云:"天下英雄入吾彀中矣。"

观天文，察地理，知大易，候运气，预知其未然，以治其未病者，则是真明贤矣。_{耕铭按：次第问题，不可不明。}

或又问:《医学入门》引经曰：疫气不拘于诊，更当于运气求之。今仲景之书，无运气之说，则似不可以此通治疫气。

曰：夫所谓诊者，候病之法也。古人以望、闻、问、切为四诊，望以辨其色，闻以辨其声，问以辨其证与其因，切以辨其脉。此四者或取其一，或取其二三，或尽取之，以定其病而处其治，是医家之通法，虽万病之多，而不能外此而处治也。今夫不拘于诊，更当于运气求之者，实非医家之法矣。其称经曰者，吾未知其出于何等魔经也。今遍考《内经》《难经》无此言，亦无此理。但于《五运行大论》有一语，似而大异，今略举其说。

帝曰：天地之气，何以候之？_{天地之气，谓司天在泉之气也，此欲因脉候以察其气也。}岐伯曰：天地之气，胜复之作，不形于诊也。《脉法》曰：天地之变，无以脉诊。此之谓也。_{天地之气，有常有变，其常气之形于诊者，如《至真要大论》所云"厥阴之至其脉弦，少阴之至其脉钩，太阴之至其脉沉，少阳之至大而浮，阳明之至短而涩，太阳之至大而长，至而和则平"是也。若其气变作胜复者，其脉亦变而不形于常诊，故不能因其脉候以察其气，但当随其变脉变证以定病施治。所谓变脉者，如《至真要大论》所云"至而甚则病，至而反者病，至而不至者病，未至而至者病，阴阳易者危"是也。其脉证治法，则仲景之六经尽之。}_{耕铭按：夫相外现于天地，内示于心性，脉魂亦随之而变矣，然六经之次第属性盖不变}

矣，法当随证治之，以不变应万变。然则《内经》欲教人随脉证施治也，今《入门》所引之经，欲使人舍脉证，徒于运气求之也，不亦左乎？吾故曰未知其出于何等魔经也。诸书如是之类甚多，学者详诸。

又问：张洁古曰运气不等，古今异轨，古方新病不相能也。张子和亦谓清平之世同水化也，虽辛热之药，不生他证；扰扰之世同火化也，若用辛热之药，则发黄出斑，变坏之病作矣。盖人内火已动，外火又侵，所以辛热发汗不如辛温，辛温又不如辛凉药也。又薛新甫举《异法方宜论》而论曰：东坡任黄州，其民疫疠流行，先生以圣散子方见于《和剂局方》第二卷。治之，其功甚效，是其地卑湿，四时郁热，腠理疏通，汗液妄泄，阳气虚寒，是以相宜。嘉靖甲辰春，南都大疫，煎圣散子普济，老幼并服，来者接踵，死者塞途，良可哀悯。殊不知此方因岭南风土而作，浙之与广，相去万余里，殊域异方，天时人事，大不相侔，岂有概一治疗而无误者哉？由此观之，古今之异，风土之殊，固不可不详辨焉。然则仲景之书恐不可以通用也。

曰：古今固有异，风土固有殊，而其病之寒热湿燥不侔，其人之寿夭刚柔亦异，此《内经》之所以有《异法方宜论》及运气诸篇，以示其原理也。仲景明达其原理，乃述《金匮玉函经》，以尽其奥妙焉。故人当阳盛之世，阳盛之时，在阳盛之地方，而受阳盛之病，则必见仲景所述之热脉、热证也，当以仲景所立之治热法治之；若世时地方，皆当阴盛，而人受阴盛之病，则必见仲景所述之寒脉、寒证也，当以仲景所立之治寒法治之。耕铭按：观当今之世，阴阳颠倒怪奇是也，正念全无，唯鬼魅心机作祟为病也。加之过烦过劳，贪凉贪伐，此非阴盛阳衰欤？学者宜待临床细察之。湿燥亦然。若病人果见寒脉、寒证，则世时地方虽属阳盛，而不可不治以温热也；若病人果见热脉、热证，则世时地方虽属阴盛，而不可不治以凉寒也。若世时地方阳盛，则虽寒病不宜热药；世时地方阴盛，则虽热疾不宜寒药，则宇宙之间，断无此理矣。世之不究仲景，而漫说古今之异、风土之殊者，以宇宙所无之理，诬诸后生者也，不亦惑乎？吁！如三子者，医中之巨擘，人之所崇尚，而其惑弊如此者，无他，不深究仲景，唯逞自见故耳。

或问：然则按运气以治病者皆非耶？

曰：治病以推明脉证所因为主，脉证所因既明，奚以按运气为？若脉证所因不明，则虽按运气，不可得也，或由此得愈，亦偶中也已。此即占士之术，岂可谓医之道乎哉？《内经》诸论运气者，盖欲究尽其道，以为医学之理器焉耳。世之医书多言按运气而治者，皆不知《内经》论运气之真旨者也，不亦惑乎？但可与达者道，不可与痴人语焉。

外感、内伤论

　　外感者，风、寒、暑、湿、燥、火也；内伤者，饮食、劳役、阴阳、七情也。其外感因内伤而感，但因其内伤之浅深、微甚，乃为虚、为实、为虚实相兼也。然则外感即内伤之兼外邪者耳，已兼外邪则重于单内伤者也一层，故仲景曰"千般疢难，不越三条，一者经络受邪入脏腑，为内所因也；经络受邪者，虽自外入，而其入脏腑者，即因内伤所致也。二者四肢九窍，血脉相传，壅塞不通，为外皮肤所中也；此一时有腠理不密，虽经络受邪而无内伤，故其邪不能入脏腑，但致四肢、九窍、血脉相传，壅塞不通耳，此为外感而无内伤也。三者房室、金刃、虫兽所伤，房室者，居处也，言寒热、湿燥失便宜也；金刃，该挫闪、跌扑、压坠、汤火等伤而言也；虫兽，该禽、兽、鱼、虫而言也。此数者，非外感六气，非内伤、饮食、劳倦而伤其身者也，陈无择三因本于此。以此详之，病由都尽"云云。而其所辨六经，皆治彼兼外邪而重者之法也，其重者已明，则其轻者亦明，故明知外感之病源、脉证治法，则内伤之病源、脉证治法自在其中，不假再言矣。大抵七情伤心肺，饮食伤脾胃，劳役伤肝脾，阴阳伤脾肾。其及作病也，不过或虚气，或虚血；或滞气，或瘀血；或停水，或宿食；或积热，或伏寒。而其治法，虚者补之，滞者行之；在表散之，在里下之；在上吐之，在下渗之；寒者热之，热者寒之；微者逆之，甚者从之，外之而岂复有余法哉？仲景书中其法悉备矣。若夫东垣《内外伤辨》《脾胃论》，此得《内经》、仲景之旨，而发明其言外之意者也。然究其所发明，而较之于仲景所述，则不过十得其一二。而不引证以仲景，专举《内经》《难经》而证之，且多回护前人之失，动为其究所牵，不觉为其所误者，间亦有之。自非兼通《内经》、仲景者，不能辨其得失焉。故仲景而后，东垣之书为有益，若从东垣而读仲景之书，必不免隔靴抓痒之陋矣。程郊倩曰：绍仲景之传，而不以伤寒作伤寒治者，东垣一人而已。凡师仲景而欲入其室者，先求东垣之堂而升之，庶几《伤寒论》之统系犹存，不至流于邪说诬民一派也。夫是程氏医学之主意全在于此也。吁！程氏之《后条辨》，多有杜撰附会之妄说，不能无误乎仲景者，以此故也耶。然而比之丹溪谓仲景详于外感、东垣详于内伤，则贤焉远矣。世多有惑于丹溪之说，以外感、内伤为相反者，又程氏之罪人也，予故不得已表而出之云。

或问：外感即内伤之兼外邪者，则内伤固外感之本也。东垣说其本，则先学之而后究仲景，亦有何害乎？子以程氏之说为非，何也？

曰：内伤谓内伤五脏六腑而为虚实者也，其五脏六腑之刚柔虚实、所主所职、所好所恶、所生所克、所伤所传，《内经》《难经》周悉论辨，莫不备矣。故熟谙仲景而读二经，则内伤之所以然，固不待东垣之言而明矣。且二经之说，直切而正；东垣之论，多蔽前人之瑕，故迂回也。故读东垣而读《内经》而读仲景，则虽敏慧者，必一惑、二惑、三惑而后渐少得解其惑焉。若夫庸常者，终身不能除其惑，而多立偏见之新说，遂惑后生焉。此东垣以后诸贤所以不免其弊也。虽然仲景没后千有余年，诸氏继作所著方论，如毛如皮，得其全体者，未有一人也。东垣生于其间，以内伤脾胃立言，诚得其首领者也。吁！如东垣者，固可谓医中之杰也已。

阴阳论

夫阴阳，有形气与病邪之分。盖人身不过形与气，形以寓气，气以立形；形为阴，气为阳。耕铭按：《内经》曰：阳化气，阴成形。凡脏腑、筋骨、肌肉、皮毛皆形也；运行于其中，令温暖活动者，是气也。此则人身阴阳之本体也。然形气中又各有阴阳，形中之阴阳者，五脏为阴，六腑为阳；内为阴，外为阳；上为阳，下为阴；筋骨为阴，皮肤为阳。五脏有三阴经以主内与下，六腑有三阳经以主外与上是也。气中之阴阳者，营血为阴，卫气为阳；营从卫而运，卫导营而行；营中有卫，卫中有营。营血之从卫气而运于三阴经，以经营内脏者，名曰阴气，又曰营气；卫气之导营血而行于三阳经，以卫护外腑者，名曰阳气，又曰卫气。仲景所谓阴气、阳气、营气、卫气是也。病邪之阴阳者，寒、热、虚、实也。寒为虚，热为实，虚寒为阴，实热为阳。故邪在三阳而成实热者，为阳病；邪在三阴而成虚寒者，为阴病，仲景六经之主证是也。若虚寒者，虽三阳腑病，亦为阴，三阳篇中有理中、建中、四逆、吴茱萸等证是也；若实热者，虽三阴脏病，亦为阳，三阴篇中有白虎、柴胡、大小承气、黄连阿胶、栀子、猪苓等证，及《内经》三阴内实证，名之阳明病是也。《九难》曰：数者腑也，迟者脏也；数则为热，迟则为寒；诸阳为热，诸阴为寒，故以别知脏腑之病也。此则阴阳、寒热之大法也。

或曰：仲景既以《内经》三阴内实证，名为阳明病，又别于三阴篇中，述大、小承气诸证者，何也？

曰：所谓阳明病者，三阳之实热，传三阴而入于胃者也。三阴篇中内实诸证者，三阴之虚寒变成实热而入于胃者也。耕铭按：实《素问.热论》所述皆为阳性热证矣。篇中三阳乃外证之意，三阴乃里证之意，亦即《伤寒论》中一太阳、一阳明是也。其本自异，而其见证亦不同，故别述焉耳。凡《素》《难》、仲景所谓阴阳，多指形气为言，而指病邪者少矣。耕铭按：《伤寒论》之所谓形气，客观病理次第与内在体质属性也。后世不详其义，动以形气之阴阳，认为病邪而作说者多，其弊遂至邪正不分、虚实混治，学者不可不审察焉。

六经脏腑要论

六经，太阳、阳明、少阳、太阴、少阴、厥阴也，手足合为十二经。五脏，肝、心、脾、肺、肾也，合心包络为六脏。六腑，胆、胃、小肠、大肠、三焦、膀胱也。经脉之流行，脏腑之职主，载之《内经》《难经》者，详而尽矣，学者不可不熟读精识焉。今但述其大要如下。

夫经虽有十二，而要之不外表、中、里；脏腑亦虽有十二，而要之不过上、中、下三焦耳。表与上焦相应，中与中焦相应，里与下焦相应。《内经》曰"气有定舍，因处为名，上、下、中外，分为三员员，数也"是也。所谓表、中、里者，太阳、阳明主表，少阳主表里之中，三阴主里。所谓上、中、下者，上焦心肺为阴，膻中为阳；中焦肝脾为阴，胆胃为阳；下焦肾为阴，三焦为阳。分而言之，太阳主皮肤，阳明主肌肉，肺主卫气而应皮肤，心主营血而应血脉，心为君主不主令，包络代之，主营卫以通行阳气，名曰膻中之阳，故太阳、阳明受邪，而实则胸中气满，虚则心肺衰。少阳身之半表里，其经直与胆并，肝胆属木，必赖脾胃之土而后作其用，故少阳受邪，而实则为胆热，虚则为脾胃虚寒。三阳之病实者，经与脏腑俱热，虚者经热而脏虚冷。《内经》曰：中于阳则流于经。经，热之谓也。至三阴受邪，其脏实则为热而还之于腑，虚则为寒而自受之，或并及于腑。《内经》曰：中于阴则流于腑。此之谓也。太阴脾之经，其脉布胃中，络于嗌，故太阴受邪，而实则为胃实，仲景所谓阳明病。虚则为脾胃虚冷。仲景所谓太阴病。少阴肾之经，其脉属肾，贯肝膈，络于肺，连舌本。肾真阴之脏，抱三焦原气，以为性命之根本，名曰肾中之元阳，故少阴受邪，而实则为腑热，或膈热，或胃热，或膀胱热。虚则为脏寒，邪浅则攻肺，而为咽痛等证，邪稍深则攻肝，而为便脓血等证，甚则元阳绝而死。耕铭按：耕铭认为中医藏象中实无肝阳、肾阴之体也，盖肾阳、肝阴互根互用也。厥阴肝得少阴肾阳之温煦则曰肝阳，少阴肾得厥阴肝阴之滋养则曰肾阴，此之谓"乙癸同源"。厥阴肝之经，其脉循下部，而抵胸膈，故厥阴受邪，而实则为腑热，虚则为上热下寒、阴阳胜复等证。夫六经脏腑之受病，脏气素虚而受邪，则为虚寒；脏气素实而受邪，则为实热。故实者经为本，脏为标；虚者脏为本，经为标，此治之要也。且六经脏腑各有三重，经之所重，表而太阳，为诸阳之主，周身之外卫，安危之所系；中而少阳，为三阳之枢，脏腑之外郭，阴阳之所界；

里而少阴，为三阴之枢，精神之门户，死生之所关，脏腑之所重。上而心肺之阴，膻中之阳，为营卫之宗气；中而脾阴、胃阳，为后天生生之元；下而肾之阴阳，为先天性命之根，故重之也。胃腐熟饮食，脾运行其精，注之于太阴、阳明，太阴行气于三阴，阳明行气于三阳，周身脏腑，各因其经，皆受其气。故三重之中，脾胃为最重，此则六经脏腑之大要也。耕铭按：众神之母——地母盖亚。夫仲景得岐黄、扁鹊之奥旨，而立万病通治之法，其大旨如此。世之不究仲景，徒以臆见窥《内经》《难经》者，恶得知斯旨哉？不啻不知，必反笑之，所谓不笑不足以为道，学者宜尽心焉。

或问：何故实则为热而还之于腑，虚则为寒而自受之？

曰：实者，脏气素盛，但一时有虚而受邪者也。脏气素盛，则三焦阳气盛，虽一时有虚而受邪，然暂时其气自复，与邪气拒争。若邪势微，则自解；若邪气甚，则阳气为之怫郁为热，然脏气素盛，故不受其热，乃随经还之于腑也。虚者脏气素衰，经隧虚而受邪者也，脏气素衰，则三焦阳气衰，不能与邪气拒争，怫郁为热，然其脏气素衰，故自受之也。《内经》曰：五脏者，藏精气而不泻也，故满而不能实；六腑者，传化物而不藏，故实而不能满也。故虚寒，脏自受之；实热，腑自受之；邪浅者，经自受之。故实热者皆为经病、为腑病，虚寒者为脏病。经病在外可汗之，在中可凉解；腑病在里可下之，在上可吐之，在下可渗之，湿热燥凉之，燥热润凉之；脏病但当温补之，阴虚者谓脏独虚者也。温润之，阴阳俱虚者谓脏腑俱虚者也，此脏虚及腑也。热补之。又有腑热而脏寒者两感病此证最多，当先温其脏，后凉其腑，若寒热否隔，不可先后者，冷热兼施。耕铭按：此则厥阴、少阳之阴阳往来胜复，腑热重者发于少阳，脏寒甚者发于厥阴。发于少阳者有半夏泻心汤（并阳明）、柴桂干姜汤（并太阳表虚）、麻黄升麻汤（并太阳表实）等类方证治，发于厥阴者有乌梅丸（并太阴）、柴桂四逆汤（并少阴心）、柴苓四逆汤（并少阴肾）等类方证治。此则岐、扁、仲景一贯之旨也。

又问：《内经》诸谓五脏之热与六腑之寒，由此观之，虚寒皆脏病、实热皆腑病之说，亦恐偏也。

曰：所谓五脏之热，本因腑热所致；所谓六腑之寒，本因脏寒所致。非脏必无热、腑必无寒也。但热为阳邪，故本之腑；寒为阴邪，故本之脏，各以类相从耳。至其变化，不可胜言。大抵脏寒而腑不冷者为阴虚，腑寒而脏不寒者为阳虚，脏腑俱寒者为阴阳俱虚；腑热而脏不热者为阳实，脏热而腑不热者为阴实，脏腑俱热者为阴阳俱实；脏冷而腑热者为阴虚阳实，脏热而腑寒者为阴实阳虚。脏热而腑不热及脏热而腑寒者，以空理推之，必不可无；以实理观之，必不可有者也。若有之，必死病也已。此旨至微，学者深究岐、扁、仲景而得之。耕铭按：落实到书面有二元分别，放诸于临床实无疆界。

又问：实热、虚寒既得闻说矣。又有实寒、虚热，何也？

曰：此各有二辨。若寒气凝结成一团，而他处无虚者，真寒实也，仲景所谓寒实结胸及九痛丸、大黄附子汤等证。当以热药泻之。若因诸实滞阳气不伸，见寒证者，非真寒也，当随各证用其本药，不可单用热药也。至如虚热，若虚而兼实热者，是虚自虚而热自热也，前所谓阴虚阳实病。当先补其虚，后凉其热，或寒热否格，不可先后者，冷热兼施。若因虚而热者，非真热，但补其虚而其热自退，前所谓阴虚病，《内经》曰"阴虚则内热"是也。不可用寒剂也。历代诸氏，率不深究其义，动驰于空理，以实热为阳实阴虚，以虚寒为阴实阳虚，邪正不分，虚实混同，补泻错处者，不可枚举，学者详诸。耕铭按："虚实混同"盖因阴阳指代之不明。阳者，阳气也？腑也？外也？阴者，阴质也？脏也？里也？各有其理，亦无深究之必要也。

问：虚实之要？

曰：虚者，正气之不足也；实者，邪气之有余也。凡精血津液之于表、里、上、下有所不足者，皆为虚也。夫精血津液，阳气之所寓，精血津液不足，则阳气自衰，故虚自为寒，耕铭按：与胡希恕先生的观点有异曲同工之妙。虽有热非真热，但阳气失寓而浮散耳。凡邪之在表、里、上、下而为滞、为热者，皆实也。故外感六气，及积热、痰饮、宿食、停酒、气滞、瘀血，皆为实也。耕铭按：阳气虚者，司运推动与温煦无力，亦可致阴凝而结为实也。初因阳虚而本为寒体，久则阴郁化火而现邪热也。《内经》曰"邪气盛则实，精气夺则虚"是也。此义详见于《下卷·虚实诸论》。

问：六病之要？

曰：六病虽其证各异，而要之不过虚与实耳。所以然者，六气虽不同，而受之为病者，不外夫阳气。阳气，总营卫而言。阳气素盛则为邪，所郁而为实热；阳气素衰，则不能拒邪而为虚寒。耕铭按：此处之阳气实为人体自身抗病之代偿机能矣，非元阳、真阳之"阳"也。虚寒属里与脏，实热属表与腑，故认病证但当辨表里、腑脏，认病真但当辨寒热、虚实。耕铭按：病理次第及阴阳属性也。不独六病，诸病皆然。仲景括六病于六经，以为万病通治之枢机，其微旨如此。世之强分风、寒、暑、湿、燥、火六门，各别立论治者，皆惑夫阴阳五行之空理，而不达岐、扁、仲景之实论故也。

或问：君火、相火、心主、三焦之义，历代诸氏其说不一，吾子以为如何？

曰：君火、相火，六气之配名；心主、三焦，人身之脏腑，二者《内经》《难经》所说详明，故善读二经而质之于仲景，无复容拟议焉。后世诸氏率不深究仲景，徒肆自见，漫驰空理，以窥二经，略得其肤义，辄作无用之长文，其说纷纭，高远隐微，殆与日用实理隔绝龃龉，所谓口可言而身不可行者，固不少矣。**耕铭按：临床务必向实用看齐，避免沦为"秀才郎中"。**而今医号博达、谙诵《素》《难》、折衷群书者，闻其言则诚足以惊人，及其临病处治，则或认证乖错、补泻失当，或犹疑多端、用药驳杂，反不及俗医惯方药者之有确见，往往目击，盖以踏夫诸氏之旧辙故也。凡阴阳五行之理，经络脏腑之要，《内经》《难经》论之无余，故既知其要，则虽有一二疑难，勿强凿可，今述其要如下。

夫君火者，天日也；相火者，其气也，空中阳气、地中阳气、水中阳气皆是也。但以其明而照临，故名君火；以其异位而游行，故名相火，其实一气耳。《内经》曰"君火以明，相火以位"是也。二火布气，以致生生无穷之妙用焉。虽名之曰火，其实非火也，但其气郁而激，乃生火耳。彼火镜、火珠、龙雷、金石、木燧、冰艾，皆郁激其气者也，故能生火矣。以人身论之，天之君火应于心，空中阳气应于膻中，地中阳气应于胃气，水中阳气应于肾，元阳郁激之生火应于病邪之热。

夫膻中之阳者，心包络之气也。包络者，包心之膜，心为君主，不主令，包络乃受其气而行其令，主营卫以通行阳气，故又名曰心主，又曰宗气，曰上焦元气，曰上气海，皆其别称也。《内经》曰"心者，五脏六腑之大主也，精神之所舍也。其脏坚固，邪弗容也，容之则心伤，心伤则神去，神去则死矣。故诸邪之在于心者，皆在心之包络。包络者，心主之脉也"，又曰"膻中者，心主之宫城也"，又曰"膻中者，臣使之官，喜乐出焉"是也。耕铭按：西医之病理中罕见有心脏肿瘤，盖膻中主一身体表之大阳，主营卫以通行阳气是也。无此大阳，人必不免于死。故其余脏腑皆代心主受病，以固护生命之"发动机"也。

胃中之阳者，腐熟水谷之气也。胃居中属土，上受膻中之阳，下受肾中之阳，腐熟水谷而化生宗、营、卫三气，以养周身脏腑焉。《内经》曰"脾胃者，仓廪之官，五味出焉"，又曰

"胃者，水谷之海，六腑之大源也，五味藏于胃以养五脏气"，食饮入胃而养周身脏腑，义详见于《经脉别论》，今略之。又曰"五谷入于胃也，其糟粕、津液、宗气分为三隧，故宗气积于胸中，出于喉咙，以贯心脉，而行呼吸焉。营气者，泌其津液，注之于脉，化以为血，以营四末，内注五脏六腑，以应刻数焉；卫气者，出其悍气之慓疾，而先行于四末分肉皮肤之间而不休者也，昼日行于阳，夜行于阴，常从足少阴之分间行于五脏六腑"是也。或问：尝闻人身不外营卫二气，而又有宗气，何也？曰：宗气即营卫之积于胸中者耳，非营卫之外别有宗气也，要之三而二、二而一者也已。

肾中之阳者，少阳三焦之原气也，亦心火之气，而位于肾、膀胱之间，肾抱斯气以为性命之根，名曰肾间动气，又曰右肾命门，曰水中元阳，曰下焦原气，曰下气海，曰坎中一阳，皆其别称也。东垣以称下焦包络之火，丹溪以称肝肾龙雷相火，皆谬矣。三焦之腑受斯原气之别，引导血液以温润周身，令诸脏腑出入水谷，生育营卫，主舍精神。《内经》曰"少阳属肾，少阳，即三焦之原气也。肾上连肺，故将两脏。将，领也；两脏，谓肺肾也。言少阳受心火之气，而领肺肾两脏，使肾为卫之原，肺为卫之主，以通行三焦之气也。马、张二氏解两脏，一误为三焦、膀胱，一误为肾、三焦，俱不晓文义故耳。三焦者，中渎之腑也，一曰决渎之官。水道出焉，属膀胱，是孤之腑也"，水道谓周身水液运行之道，非独指小便之道也。盖少阳属肾、膀胱，为卫气而游行三焦，引导水液以温润周身脏腑，决渎水道以输五液、输小便，故曰水道出焉。诸氏率单解为膀胱之水道者，浅矣。又曰"肾合三焦、膀胱。三焦、膀胱者，腠理毫毛是其应"，《难经》曰"诸十二经脉者，皆系于生气之原。所谓生气之原者，谓肾间动气也，此五脏六腑之本，十二经脉之根，呼吸之门，三焦之原，一名守邪之神，又曰脐下肾间动气者，人之生命也，十二经之根本也，故名曰原。三焦者，原气之别使也，主通行三气宗、营、卫，经历于五脏六腑。原者，三焦之尊号也"。此外《内经》《难经》说三焦者尚多，今略载一二耳。《中藏经》曰"三焦者，人之三元之气也，号曰中渎之腑也，总领五脏六腑、营卫经络、内外左右上下之气也。三焦通则内外、左右、上下皆通也，其于周身灌体、和内调外、营左养右、导上宣下，莫大于此也"是也。然则少阳在天地为相火，在人身为三焦阳气，其原属肾、膀胱，其腑在半表半里，而其气则表里、上下莫所不至矣。故分之则六脏六腑，约之则上下三焦，合之则一元气而已。耕铭按：郑钦安在《医理真传》中亦曾有云："三焦之气，分而为三，合而为一，乃人身最关要之腑，一气不舒，则三气不畅，此气机自然之理。学者即在这三焦气上探取化机，药品性味探取化机，便得调和阴阳之道也。"实与希哲不分伯仲矣。然而斯气也，非独以三焦立焉，必赖五脏五腑而成其功，乃相须而相立耳。学者勉读二经，仲景其旨自了然。

或问：心主、三焦，《内经》以为脏腑，且言其经互为属络，而《难经》以为俱有名而无形。其言不同，是以历代诸氏其说不一，马玄台、张景岳辈以《难经》之说为误，吾子以为如何？

曰：凡欲读二经以求识脏腑者，唯宜求其职主生克、虚实、治法之要，至其形状、斤两、度量与其所以然，但识其大概，勿强凿焉。耕铭按：功能学远重要于形态学。夫心主、三焦形之有无，固非大义之所关，诸氏纷纷议论无穷者，不知其要故也已。《难经》，圣书也，岂有误乎哉？其以为误者，皆自误焉耳。夫象而可状之谓形，所谓心如未开莲花、脾如马蹄之类是也。若夫心包络包心之小膜，而三焦包脏腑之大膜，即躯壳之内皮耳。耕铭按：功能的特质往往决定了形态的特质，此所以千年中医之发展重生理而不重解剖矣。《难经》曰"其腑在气街街，一作冲"是也。气街，谓表里之中道也，三焦其气通表里上下，故曰气街。或以此句为衍文者，由以形为质也。所谓脏腑者，以其包名焉；所谓属络者，属络其膜也。但二者虽以其包有脏腑之名，而无如他脏腑象而可状之形，故曰有名而无形耳，非谓全无体质也。耕铭按：希哲独具慧眼。滑伯仁以为包络如丝，张会卿以为三焦如大囊。顾丝也、大囊也，各其形不一，其丝、其大囊果如何是，则不可状言矣。会卿以此为形，谬矣。名古屋氏曰：三焦包罗脏腑之膜，其有质而无形可知矣。或以质为形，以为《难经》之误焉，或以形为质，以为无实之物焉，皆是不知形与质之分也。此说甚善矣，诚可以止诸氏之纷论焉。近时其门人芳村恂益者，著《二火辨妄》三篇，举历代诸氏君相二火、心主三焦之说而辨驳之，爬罗剔抉，莫所不至，其所发明亦多矣。然其所自断，甚过穿凿，反倍师说，以为心主、三焦无质，或以手厥阴、少阳二正经，外有经穴而内无脏腑，犹奇经、任督之徒有经穴，或以虞天民、张会卿所谓腔子大囊者，暗合《内经》所谓腠理乃三焦之位而非三焦之腑，或以《内经》连称三焦、膀胱，一腑而二名，或以《内经》《难经》不载心主、三焦之斤两、度量，果无形质焉。夫脏腑者，本聚藏财物之舍也，但藏而不出名脏，聚而出纳名腑。人身之脏腑，亦皆聚藏精神水谷之舍耳。若使心主、三焦无聚藏之舍，何以为脏腑哉？手厥阴、少阳二经，《内经》明言出属心包络，历络三焦，及散络心包，循属三焦，曰络、曰属，皆附着缠绕其体质之谓也。若其无质而徒属络，则其属络之处，犹丝之随风飘翻于空中，其经血必无所归矣。但其有质而附着之，故经血互归之，以通其气也。若夫任督虽有经穴而内无脏腑，故名奇经，岂可以厥阴、少阳二正经比之乎？虞、张二氏所谓腔子、大囊者，便是三焦之腑，而《内经》所谓腠理者。三焦阳气，所以通会血液于周身之文理，此自皮肤至脏腑无所不在矣。

铭按：想起来近来 *Scientific Reports* 杂志刊载报道了之前从未见过的充满液体的空间网络组织——"间质"（一个极其微小、充满液体并穿透结缔组织的通道网，相当于人体器官组织间的"高速公路"，遍布全身），这不就是中医所讲的三焦吗？式微，式微，胡不归？中医里面的宝贝多着呢！仲景曰"腠者，是三焦通会元真之处，为血气所注；理者，是皮肤脏腑之文理也"是也。然则岂可独以所谓腔子、大囊者为腠理哉？夫位者，座次也，凡所当立处，皆曰位，五脏六腑皆各其位耳。若以所谓大囊者为三焦之位，而非三焦之腑，是何异于以帑藏为财物之位，而非财物之藏也？《内经》以三焦、膀胱连称者，盖以肾合三焦、膀胱，三焦之本属膀胱，其质之文理亦相同故也。唯自是两腑，故二经以三焦为孤之腑，为外腑。孤者，非他腑之列；外者，在十一脏外之谓也。**耕铭按：凡十一脏皆取决于"少阳"也。少阳胆，下丘脑——垂体——靶腺轴是也；少阳三焦，全身脂质代谢功能与膜结构系统之总称是也。此处相对于狭义脏腑而言，最超凡脱俗，但也最热闹，离了它，就像整个世界没了互联网一样，你说重要不重要？**若三焦、膀胱果一腑二名，则三焦是膀胱之别名耳，必不可言六腑，亦岂可言孤腑、外腑哉？二经载脏腑斤两、度量，而不言心主、三焦者，盖以有形象者易为计较，无形象者难为计较，且虽不强为之，无害其道故也。若见其无斤两，以为无形质，则皮肉筋骨亦无斤两，岂可谓无质哉？如是之类不可枚举，其所发明亦皆末义耳。且其解仲景之言，不达其旨者不少，盖不深究仲景，徒博读诸书，任其自智而极穿凿者也。此则后世儒医之通患，其所以拙于治疗也。**耕铭按：不听话就要挨打！**

问：心主、三焦病之治法？

曰：心主病皆心病，凡诸所谓治心病者，皆治心主也。但少阴与厥阴自二经，故经病而脏不病者，各治其本经，其他心病皆治厥阴也。此义详见《灵枢经·邪客篇》。至三焦病，上焦病则治心肺，中焦病则治脾胃，下焦病则治肾、膀胱。表病治太阳、阳明，半表半里病治少阳，里病治三阴。耕铭按：此处恐与《热论篇》之三阴、三阳概念相混淆，于《伤寒论》中当为表病治太阳、少阴，半表半里治少阳、厥阴，里病治阳明、太阴也。若手少阳一经有病者，乃治其本经。若三焦本腑病，即所谓半表半里病是已。学者熟读《内经》、仲景，则其旨可得焉。世有别立心主、三焦二病主治药者，见《万病回春》《本草纲目》等。皆不知斯旨故耳。可笑！

脉法论

　　夫脉，营卫之流行也。营为血，从卫流脉中，卫为气道，营行脉外，周身脏腑无内无外，莫非营卫之所在矣，故一有病，则必见之于脉也。凡诊脉之法，考之《内经》，《素问·三部九候论》，有三部九候七诊及手足当踝而弹之法；《六节藏象论》《灵枢·五色》《终始》《禁服》等篇，有人迎脉口合诊之法；人迎，喉傍动脉也。《素问·平人气象论》，有脉口与尺肤试寒热及诊虚里之法；《灵枢·邪气脏腑病形》篇、《论疾诊尺》篇，有诊尺之法；《素问·至真要大论》，有诊天府、尺泽、神门、太冲、冲阳、太溪六脉者，皆圣人示人以博者也，学者不可不通习焉。然至其约，特以两手脉口立法，于《脉要精微论》，以手三部分配周身脏腑，其他或言气口，或言寸口，或言尺寸，或言上下，或言阴阳，以示其为最要者，层见诸篇。言气口见于《素问·五脏别论》《经脉别论》及《灵枢·经脉》篇，言寸口见于《素问·平人气象论》，言尺寸见于《阴阳应象大论》，言上下见于《脉要精微论》，言阴阳见于《阴阳别论》。越人《难经》从之，专以寸口立法，以约《内经》三部九候法。至仲景，则虽以寸口、趺阳、少阴三部立法，寸口手三部，即手太阴肺经也；趺阳，足跗上冲阳穴动脉，即足阳明胃经也；少阴，足内踝后太溪穴动脉，即足少阴肾经也。寸口为上部，趺阳为中部，少阴为下部。而其所要专在寸口三部。凡诊寸口有三法：一曰"三部九候"，二曰"阴阳"，三曰"总诊"是也。所谓三部，寸、关、尺也；九候，浮、中、沉也。三部以候上、中、下，九候以候表、中、里，以知五脏六腑、内外上下之病。此义详见于《难经·十八难》。所谓阴阳，尺寸也，见于《二难》。浮沉也。见于《四难》《六难》。凡寸以候上、候卫，尺以候下、候营。浮指以候表、候卫、候腑，沉指以候里、候营、候脏。凡于脉法言阴阳者，皆是也。岐、扁、仲景言阴阳，指尺寸者最多。所谓总诊，总见三部浮、沉、迟、数、大、小、滑、涩以定病者也。《内经》《难经》诸篇此法最多，仲景之书亦然。此三者或取其一，或取其二三，以定病处治，此则大法也。仲景诸篇脉法皆不外斯三法，此会《内经》《难经》之精妙，详其略，显其微，使后世便于习用焉。学者潜心熟谙焉，则许参军所谓"吾意所解，口莫能宣"者，尽在其中矣。若夫马莳、张介宾以三部九候关格代脉等法，不与《内经》同，妄议越人、仲景者，此以俗见窥圣人故耳，可悲哉！

或问：以手三部配合五脏六腑，其部位如何？

曰：三部之分配，见于《脉要精微论》。然但说五脏与胆胃，不及两尺肾膀胱，是以《脉经》以下其说纷纭。今合考本论与《十八难》定之，曰左寸心膻中，右寸肺胸中，左关肝胆，右关脾胃，两尺肾膀胱，而大小肠应配于两关尺之间。分而言之，左尺肾阴，右尺命门，左关下小肠膀胱，右尺中大肠。浮指以候腑，沉指以候脏，三部皆然。《脉要精微论》所谓内、外二字，盖谓指之浮沉也，然其法多不合于腑表脏里之义，疑传写误也。若夫张介宾以大肠配左尺，小肠配右尺，三焦亦配右尺，是强凿之过耳。又有一约法，孙真人曰：三部，寸、关、尺也，上部为天肺也，中部为人脾也，下部为地肾也。此不分左右。今熟窥仲景之意，如此者多矣，学者察之。耕铭按：验之于临床，仲景不仅不善分左右，亦不喜分三部也（条文之寸关尺乃叔和伪注）。盖病位不同，仲景亦可同治也。实病理次第及阴阳属性可大可小，可广可狭，可深可浅，可难可易。小到细胞化生、组织间隙，大到疾病进程、人类演变。正所谓"大音希声，大象无形"，此上古哲学之至尊奥义，断不可沦为粗工之伎巧也。

或问：王叔和《脉经》，果得岐、扁、仲景之旨欤？

曰：否。今观其所自撰，谬误晻昧不少，而后世诸家皆为此所误，可谓罪之魁也。然而间有载仲景之言，亡失误写于本书者，其惠也亦大哉。学者谨受其惠，而勿取其谬误可。

又问：诸脉形状何如？

曰：昔王叔和妄述二十四脉形状，后之昧者从作之图，且附益七表、八里、九道等陋说，遂使后世昧于脉法。夫脉有浮、沉、迟、数、大、小、缓、急、细、疾、滑、涩、长、短、洪、微、虚、实、动、静、牢、濡、强、弱、芤、革、弦、紧、散、乱、结、促、厥、代、伏、绝、停、止，岂止二十四脉哉？缓、动、弦、结、促、代、革、厥等状，仲景已辨之，如其他诸脉，但从其字义，而深考之指下，则得其实焉，奚以形状秘诀为？

又问：诸书脉法孰最足以为法？

曰：诸书皆多失少得，无足以为法者。学者唯当熟谙仲景诸篇脉法，而合之于《难经》《内经》，脉之妙处自在其中。若不熟此三书，虽熟天下医书，不能得其妙处焉。然而三书亦至于妙处之阶梯也已，其得妙处全在吾之心与手。勉之。

问：诊病之法？

曰：凡诊病者，望、闻、问、切不可阙一焉。《阴阳应象大论》曰"善诊者，察色按脉，先别阴阳，审清浊，而知部分；法见于《灵枢·五色》篇、《五阅五使》篇、《素问·五脏生成》篇、仲景《金匮玉函篇》中。视喘息，听音声，而知所苦；观权衡规矩，谓量病之轻重、缓急、浅深也。而知病所主；按尺寸，观浮沉滑涩，而知病所生，以治无过，以诊则不失矣"，《五脏别论》曰"凡治病，必察其下，适其脉，观其志意与其病"，此治病之四要也。下言二便，察其清浊、滑涩、遗闭也；脉言寸口；志意言七情及缓急、躁静、怯勇；其病言本因与其见证。合此四者而会观之，则治病之妙无遗法矣。

《移精变气论》曰"治之要极，无失色脉，用之不惑，治之大则"，《经脉别论》曰"诊病之道，观人勇怯、骨肉、皮肤，能知其情，"情"字要紧，以为诊法"，《三部九候论》曰"必审问其所始病与今之所方病，而后各切循其脉，视其经络浮沉，以上下逆从循之"，《疏五过论》曰"凡欲诊病者，必问饮食居处、暴乐暴苦、始乐后苦"云云。参考此诸论，诊候之法备矣。由此观之，世之见脉而不问证、见证而不问始，以此为名者，可谓暴行也已。

或问：子前言四诊之中，或取其一，或取其二三，或尽取之。见于前《大易运气论》。如初学则不知其取舍，请述其大略。

曰：脉证、声色、所因皆合者，尽取之；若其不合者，乃取舍之。凡四诊之中，唯脉证、所因为最要，脉证、所因分明，则声色易取舍焉。但脉证、所因不相合，取舍之甚难，自非通神者，不能无误矣。其误于补易泻，误于泻难救。故脉虚证实，当先取其脉；证虚脉实，当先取其证。表虚里实，当先取其表；里虚表实，当先取其里。寸虚尺实，先取其寸；尺虚寸实，先取其尺。若其本因虚，劳役、饥寒、失血、失气、失精、失神、汗、吐、下、渗。脉证虽实，尚先补其虚；若其脉证虚者，所因虽属实，不可不补其虚也。耕铭按：此即所谓"大实有羸状"是也。盖因实致虚，因虚致实，常多见于晚期肿瘤患者。纵全身肿瘤扩散无数，亦不可滥用化疗、寒凉妄攻贪伐"阴实"也。当是之时，首当考虑扶其正气，正气来复，尚有治疗之望；正气不保，其人必死无疑。另注此处"补虚"，非参、芪、熟地、鹿茸滋腻之辈也，实补其正气之虚也。倘正气虚极，胃气存乎将亡之际，如囿于"补虚"之陋见而妄施滋补之法，盖如一盆冷水浇之，胃阳必不得复。西医临床中常见的"缺血－再灌注损伤"亦是犯了同样的错误。《难经》曰：不能治其虚，何问其余？学者其致思焉。

又问：脉证所因孰最重？

曰：所因为最重。所因者不止谓外感六气、内伤七情、饮食劳役，凡受之之因，与受之之后调护治疗之当否，皆是也，病之虚、实、寒、热皆判于兹焉。仲景立坏病诸条者，欲使人识所因焉耳。故《阴阳应象大论》曰"治病必求于本"，《移精变气论》曰"治之极于一，一者因得之"，《征四失论》曰"诊病不问其始，忧患饮食之失节、起居之过度，或伤于毒，饮食医药之毒，不先言此，卒持寸口，何病能中？妄言作名，为粗所穷，此治之四失也"云云。如脉与证，随病互有轻重焉，世人率重脉而轻证，谬矣。《三部九候论》曰：形肉已脱者，九候虽调犹死。《八难》曰：寸口脉平而死者，生气独绝于内也。生气，谓肾间动气，其绝不绝，详形、证、声、色可候之，不止按脐下候之。仲景曰：脉浮而大，心下反硬，有热属脏者，不可攻之。又曰：病人无表证，但有里证，发热七八日，此所因也。虽脉浮数者，可攻之。又曰：发汗若下之，所因也。病不解，烦躁者，茯苓四逆汤主之。又曰：大汗出，若大下利，所因也。而厥冷者，四逆汤主之。诸如此类，不可枚举，皆明所因与证之可重而脉之不可偏恃也。世之偏诊脉而不问因、证、声、色者，恶得为医也。

耕铭按：正如国医大师石学敏院士所说："中医讲四诊，是一个严格科学的过程，并非靠一个。有的人一切全凭摸脉，自称是脉学大家，我就说这病人最好别找他看病，谁找谁倒霉。病在何处，怎么不舒服，有的影像检查也判断不了啊，何况宏观判断呢？比如你要是到我的门诊上去，去看病去，手一伸，教授你给我摸摸我是什么病？咱就说你先喝口水，这我真摸不出来。"中医要想求发展，就要与时俱进，汲取现代科学精准诊断的优良成果，结合中医六经八纲之优势特色，解除历代痼习对中医本身科学实效性的"三座大山"，还中医发展一个"一清二白"。

又问：声色亦有不可不重者欤？

曰：有。仲景曰：阳明病，面合赤色，不可攻之。又曰：虚则郑声。郑声，重语也。先辈曰：面色萎白，气虚也；语言轻微，气虚也。此皆虽脉证属实，不可妄泻者也。如此之类甚多，学者用心熟察焉。

或问：今若精识仲景脉法，则《内经》三部九候、人迎、虚里等脉，皆不待诊欤？

曰：吾不能答之，姑举《内经》、仲景之言。《邪气脏腑病形》篇曰：善调尺者，不待于寸；善调脉者，不待于色。此良医中之上。能参合而行之行之，谓得病情也。者，可以为上工，上工十全九；行二者为中工，中工十全七；行一者为下工，下工十全六。此良医中之上、中、下。仲景曰：上工望而知之，中工问而知之，问，一作闻。下工脉而知之。此明医中之上、中、下。又曰：观今之医，不念思求经旨以演其所知，各承家技，终始顺旧；

省疾问病，务在口给，相对斯须，便处汤药；按寸不及尺，握手不及足，人迎、趺阳、三部不参，动数发息不满五十，短期未知决诊，九候曾无髣髴^①，明堂、阙庭。察色法也，见于《灵枢·五色》篇、《五阅五使》篇。尽不见察，所谓窥管而已。夫欲视死别生，实为难矣。然则明知而不待于参合者，明医也；能参合而三得者，良医也；得二得一者，其中下也。仲景所谓今之医不知参合之法者也，恶能得行一哉？其治病得愈皆偶中耳，今之世医亦皆是也。间有参合作名而其实不得行一者，此饰巧钓名耳，子于此中择而处之。

---

① 髣髴（fǎng fú）：同仿佛，隐约，依稀之义。

卷之中

仲景立六经大意论

　　仲景为《伤寒杂病论》，立六经病脉证治法者，盖究万病之本源，极万病之变态，而尽脉证治法之枢机者也。夫天地之间，惟是阴阳二气耳，然阴中有阳、阳中有阴而四象立；四象立而生水、火、木、金、土，是为五行；五行生而为风、寒、暑、湿、火之六气，或生成，或克复，变化无穷，然后万物乃生，故万病虽多，亦无非六气之所致者也。《内经》曰：夫百病之生也，皆生于风、寒、暑、湿、燥、火，以之化之变也。仲景得此奥旨，于六经之首，举六气致病之大者，曰中风即风也，曰伤寒即寒也，曰中暍即暑也，曰中湿即湿也，曰痉病即燥也，曰温病即火也。夫六气之变化无穷，而其所以感而为病者，皆莫不由袭虚而入矣。凡其袭虚而入也，壮实者有一时之虚，或遇热，或劳力而汗出腠理开，或行房事而亡精，或疾走多言而亡气，或大饮大食而伤胃，或大渴大饥而衰中，或忧思惊恐而伤神，或压堕跌扑而伤气，或刀剑破伤而亡血，或天地之气不正，人气由此致虚，是皆一时之虚也。虚弱者有五脏之虚，又有素有停滞内热、痰饮、停酒、宿食、气滞、瘀血。而作虚者，是皆感夫六邪而为病之由也。凡其感而为病也，其变化虽无穷，而其所客则不过在表、在里、在半表半里、在上、在下而作虚、实、寒、热而已矣，故立六经为之经，举六病为之纬。

《太阳篇》则举六气之在表者为之纲，因述里和表病、里虚表病、里滞表病，及邪在上、在下之脉证治法为之目；《阳明篇》则举六气之作热而实于里者为之纲，因述表病里实、半表里病里实、表和里实、里虚里实、里滞里实，及邪在上、在下之脉证治法为之目；《少阳篇》则举六气之在半表半里者为之纲，因述表和半表里、表病半表里、里虚半表里之脉证治法为之目；《太阴篇》则举六气袭脾胃虚而作寒者为之纲，因述表病作虚及湿热发黄之脉证治法为之目；《少阴篇》则举六气袭肾虚而为寒者为之纲，因述表和里寒、表病里寒、气滞里寒及寒变为热，在上、在下、在里、在膈之脉证治法为之目；《厥阴篇》则举六气袭肝虚而为上热下寒、阴阳相格者为之纲，因述阴阳胜复、作厥利呕哕霍乱之脉证治法为之目；《坏病篇》则述诸病之误汗、误吐、误下、误水、误火，而后在表、在里、在半表里、在上、在下，及里虚、里滞、结胸、脏结、心痞、百合、狐惑、阴阳毒，并差后劳复阴阳易等脉证治法，以尽其蕴焉。表里上下、寒热虚实、脉证之变态、治法之机关，尽包括无遗矣。夫六病，万病中之大且有邪者也，其大且有邪者即无逃乎其中，则其小者无邪者，不过准此为治耳。然又有脉证参差，难以六经总括者，故又别设各篇，述其证治，以欲令后之医者，一遇诸病而有六经证，则就六经篇中求其病原治法；有坏病证，则就《坏病篇》中求之；非六经非坏病者，则就各篇中求之，不问土地，不辨今古，不论运气，不拘春夏秋冬，不择老幼男女、贫富贵贱，皆各得其当矣。耕铭按：希哲此种分类方法，实开后世伤寒分类研究之先河，较之东洞、灵胎、柯琴等辈，有过之而无不及也。由此观之，希哲是中医整合实用主义学派的代表先驱，上穷《内》《难》、仲景，下阅后世诸家，宗医学之真原，钤之以系统方法论，使中医诊疗立体鲜活而又严谨规范矣。

程郊倩所谓千手千眼、大慈大悲张仲景夫子，岂不然乎？古今读仲景之书者，或以为冬时伤寒之治法，或言详于外感，略于内伤，或言详于风寒，略于暑湿，不及于燥火，或言温暑及直中传阴皆亡失无征，诸如此辈，皆可谓瞽聩读书者也已。今再举六经之大意，以示初学之阶梯如下。学者熟读此篇，而后合考本书，则庶几微知仲景之本旨也乎。

《太阳篇》大意

太阳病者，皮表受病之名也。凡诸邪之中人，多先客于太阳，故首立此篇辨其脉证治法也。夫太阳之为病，脉浮，头项强痛而恶寒。凡诸病脉浮者、头痛者、恶寒发热者、脉浮而头痛者、脉浮而恶寒者、头痛而恶寒者，不问何病，皆名为太阳病。当向此篇求其病原治法，更详其兼脉、兼证，知名何病而处其治方。凡邪之中人，不过风、寒、暑、湿、燥、火六者耳，故先举六病辨其脉证治法。

中风

前所述之太阳病，兼汗出、恶风、发热、脉缓或弱或数者，名为中风。此其人表气素弱而受邪者也，名为表虚。治法宜发汗补表，桂枝汤主之。若兼气滞者，桂枝加厚朴杏子汤；若兼水气者，小青龙去麻黄汤；若痰涎凝结者，先解表后以十枣汤下之；若水气内停为水逆者，五苓散；若始得中风证，发热有汗，后无汗身疼，脉浮紧而烦躁者，大青龙汤；若桂枝汤证，而兼筋急、四肢挛、身疼、足冷、脉紧者，皆里虚里寒之所致也，慎不可与桂枝汤。耕铭按：《伤寒论》91条：伤寒，医下之，续得下利清谷不止，身疼痛者，急当救里；后身疼痛，清便自调者，急当救表。救里宜四逆汤，救表宜桂枝汤。《伤寒论》92条：病发热头痛，脉反沉，若不差，身体疼痛，当救其里。由此观之，临证尤以辨明心阳部于表之桂枝汤与肾阳治于里之四逆汤的使用法度为要，倘若表里俱病，心阳、肾阳皆衰者，宜四逆桂枝汤，桂枝宜选用上等油桂。此外亦有兼里虚者，耕铭按：阳气亏虚，桂枝加附子汤；阴质不足，桂枝加芍药生姜各一两人参三两新加汤。有兼里滞者，耕铭按：桂枝加芍药大黄汤。宜详而治之。若变见阳明、少阳及三阴脉证者，宜就各经篇中求治法。

伤寒

前所述之太阳病，兼或已发热，或未发热，必恶寒、体痛、呕逆，脉阴阳俱紧者，名为伤寒。此病或有汗或无汗。此其人素虚弱，或虽壮实之人，而一时有虚而感于风寒湿气，内外俱冷，太阳、少阴俱受邪者也。此病大都分为三种，一曰"表实伤寒"，二曰"两感伤寒"，三曰"三阴病"是也。耕铭按：力破后世伤寒皆表实之误区。这里要为希哲点一个大大的赞！表实伤寒者，始虽内外冷，而其人脏气素盛，故暂时阳气自复，里气自温，寒邪不能留伏于少阴，乃随经浮出于太阳之营分，然始中于表之邪在卫分，营卫俱病，发热、恶寒、头痛、身疼、无汗、脉浮紧也。治法宜发汗泻其表，麻黄汤主之。邪轻者，桂枝麻黄各半汤、桂枝二麻黄一汤，随证择用。若内热者，大青龙汤、麻黄杏仁甘草石膏汤、桂枝二越婢一汤、白虎汤、白虎加人参汤、竹叶石膏汤；夹痰饮者，小青龙汤、五苓散、茯苓甘草汤、桂枝去桂加茯苓白术汤；耕铭按：桂枝去桂加茯苓白术汤或加麻黄为妙。瘀血者，先解表而后下其血，桃核承气汤、抵当汤丸。此外有宿食者、停酒者、气滞者、上实者，详而治之。若转见阳明证，当下之，于《阳明篇》求之；若见少阳证，宜和解之，于《少阳篇》求之；耕铭按：表邪入里化热，故可转见于少阳、阳明。若变见三阴诸证，就三阴诸篇求之。耕铭按：素体阳虚或经误治所致，多先直入少阴也。两感伤寒者，寒邪中于表里，其人脏气虚弱，阳气不能自复，其中于里之寒邪留伏于少阴，其中于表之邪作热流连于三阳，乃为表热里寒之病矣，或谓之夹阴伤寒。陶氏六书以此证或名伏阴或名阴证。谓之伏阴犹可，谓之阴证误也。今之医惯闻陶氏之说，皆以此病名阴证，可谓昧矣。耕铭按：现行教材称其为"太少两感"，余更倾向于少阴表证之说，见《伤寒论》301条：少阴病，始得之，反发热，脉沉者，麻黄细辛附子汤主之。《伤寒论》302条：少阴病，得之二三日，麻黄附子甘草汤，微发汗，以二三日无里证，故微发汗也。若兼有少阴里证，则宜仿照前述中风纲目下所按四逆桂枝汤，做四逆麻附细辛（甘草）汤主之。若其虚甚，其邪急者，冲入于脏，三日而遍传六经，水浆不入不知人者，六日死。《内经》所谓"其两感于寒者，必不免于死"是也。《内经》谓三日传、六日死者，但言其大概也已。今之病者，初作太阳证，卒变，或舌缩语涩，或神昏谵语，或口眼㖞斜，或半身不遂，或吐利烦躁，或筋肉瞤惕，或汗出不止，或厥逆大渴，或吐衄便血，或咽喉肿痛，二三日、四五日而死。死后身色不变，或周身黑点，或周身紫黑，或半身紫黑者，往往目击，是皆两感伤寒，其虚至甚，其邪至急之所致也。若其虚不甚、其邪不急者，皆可治得生矣。其脉证率同于表实伤寒，而必兼里虚脉证一二，或似表虚中风，而兼脉紧动数、身疼腰痛、筋急足挛、小便数等证也，治法宜先温补其里而后解其表邪。温补其里，小建中汤、理中汤、炙甘草汤、四逆汤、黄连汤辈随证择用；耕铭按：除四逆辈外余方皆恐不宜。若解其表，小柴胡汤、桂枝汤、柴胡桂枝汤辈随证择用。耕铭按：柴胡辈亦当考虑去黄芩。《伤寒论》333条：伤寒脉迟六七日，而反与黄芩汤彻其热。脉迟为寒，今与黄芩汤，复除其热，腹中应冷，当不能食，今反能食，此名除中，必死。又有夹里滞者，详而治之。若变见阳明、少阳及三阴证者，宜就各经篇中求治法。三阴病者，邪不中于太阳，单中于三阴者也。又有虽表里受邪，而其表气亦弱，不能拒持表邪，其邪暂时内入，太阳证罢，但见三阴寒证者，其病为最重也，此病以无太阳证，故不载于此篇，别立三阴篇而述之也。按：三阴病，后世谓之阴证伤寒，或名为中寒，皆由其病因名之耳。仲景确守《内经》法度，正其名实，故六经篇中称伤寒者，皆指其始见太阳病而恶寒体痛者而言也。若不见太阳病恶寒体痛，虽本因伤于寒，而不名之伤寒，但称阳明病、少阳病、太阴病、少阴病、厥阴病，或称某经中风。又按：后世所谓中寒者，皆以中于寒为名。中字，作去声读。仲景所谓中寒者，皆以内寒为名，中字读如字，诸氏多不熟读精究《内经》、仲景，故命名多与仲景相背驰，遂至令俗人强分"感、伤、中"之异。如此之类，不可枚举。语曰：名不正则言不顺。学者宜精究焉。耕铭按：希哲一按固可从，但验之于《伤寒论》39条"伤寒脉浮缓，身不疼但重，乍有轻时，无少阴证者，大青龙汤发之"，恐又见前后矛盾矣。耕铭于此条及《伤寒论》38条"太阳中风，脉浮紧，发热恶寒，身疼痛，不汗出而烦躁者，大青龙汤主之"反复求索中始悟得：《伤寒论》之"伤寒""中风""中寒""中风"等前缀实无严格区分之必要。因时令、环境、起居、体质、饮食、性情不同，所感召之邪气亦千差万别，而中受之六经盖不变，论治之纲要亦不变矣。条文前缀本外邪泛泛之指代，此处断不可强分，故希哲又按可从，如若强分，则愈分愈离谱。

中暍 暍即暑病

前所述之太阳病，兼发热恶寒，身重而疼痛，其脉弦细芤迟，小便已洒然毛耸，手足逆冷，小有劳身即热，口开前板齿燥者，名为中暍。此夏月及初秋，伤于天暑所致也。虽有表证不可发汗，虽有冷证不可加温针，虽有内实证不可下。治法虚者补之，寒者温之，热者凉之，水停者渗之，宿食者和之，气滞者顺之，瘀血者行之，随证用药。若变见阳明、少阳及三阴证者，宜就各篇求治法。若身热疼重，脉微弱者，夏月伤冷水，水行皮中所致也，一物瓜蒂汤；若汗出而恶寒，身热而渴者，白虎加人参汤。此二证随证处治之例也。耕铭按：夏月暑病，以葛根加半夏汤加石膏证、小柴胡合麻杏石甘汤证最为常见，此类病患余遇之不少。若加瞳子髎、印堂刺络拔罐放血，效益佳，甚者，罐起立愈。

中湿

前所述之太阳病，兼关节疼痛而烦，脉缓或沉细者，名为中湿，又名湿痹痹，痛也，此伤湿所致也。脉浮、无汗者为表实，麻黄加术汤、麻黄杏仁薏苡甘草汤，随证择用；脉浮、有汗者为表虚，防己黄芪汤或桂枝汤加术，随证择用。若头中寒湿者，内药鼻中，取嚏而愈；皂角、细辛、干姜、苍术之类。若小便不利，大便反快，但当利其小便；五苓散、茯苓甘草汤、茯苓白术汤、真武汤，随证择用。若伤寒八九日，风湿相搏者，桂枝附子汤、去桂加白术汤、甘草附子汤，随证择用；若发黄者、里虚者、里滞者，详而治之。若变见阳明、少阳、三阴证者，宜就各经篇中求治法。风湿发汗者，必不可大出其汗，但微微似欲出汗为宜。若湿家为阳明内实证者，不可早下，宜候内实真证悉具而后下，若下之早则致坏病。耕铭按：多见有少阳夹湿夹郁而伴阳明里实内结之倾向，大柴胡合白虎薏苡汤或可一试。

痉病

前所述之太阳病，兼项背强、口噤、背反张等证者，名为痉病。此其人津液素少而感邪，邪热燥耗筋肉之液，或发汗多，血液燥涸，又受风寒湿气或风病误下，或产后金疮、痈疽、脓溃而血燥液竭，而邪袭其虚者也。若汗出恶风者，为表虚，名曰柔痉，桂枝加葛根汤、栝楼桂枝汤，随证择用；耕铭按：桂枝加芍药生姜各一两人参三两新加汤亦可。若无汗恶寒者，为表实，名曰刚痉，葛根汤或续命汤；若脉实大便硬，里实证见者，大承气汤；耕铭按：增液承气汤亦可。若发汗多，及产后金疮、痈疽、脓溃而致痉者，后世谓之破伤风。不问刚柔，先补之，桂枝加附子汤、真武汤、四逆汤、四逆加人参汤、附子汤、乌梅丸、黄芪建中汤、八味丸、炙甘草汤，随证择用。而后邪尚在，乃发散之。又有里滞者，详而治之。若变见阳明、少阳及三阴证者，宜就各经篇中求治法。

温病

前所述之太阳病，兼发热而渴，不恶寒者，名为温病。此冬不藏精，而伤于寒，正气由此虚微，津液不盛，至春夏不耐时令之温热，感即病者也。夏至以前发者名病温，夏至以后发者名病暑，名虽异，其实同病耳。虽有表证不可发汗，误发汗而虚其表气，则风气乘其虚，风与温邪相搏，身灼热自汗出，名曰风温，其病难愈。虽有内实证不可下，虽有可火证不可火，误下、误火则必不免于死。但当润补其中，以助其津液，津液盛，游溢于周身，则大汗出，邪热无客地，随汗自解，《内经》所谓"当与汗"是也。白虎加人参汤、竹叶石膏汤、麦门冬汤、炙甘草汤、当归建中汤、八味丸、乌梅丸，后人八物汤、十全大补汤、逍遥散、四物汤、固本汤、生脉散、六味丸、滋阴降火汤辈，随证择用。

耕铭按：可详参《医经解惑论卷之上·伤寒杂病论原始》。又有兼里滞者，详而治之。若变见阳明、少阳及三阴证者，宜就各篇求治法。

已上，六病脉证治法之大概也。然通考其病机，则不过于在表里上下，作寒热虚实，而通考其治法，则不外于在表发之、在里下之、在上吐之、在下渗之、在半表里和解之、虚者补之、实者泻之、寒者温之、热者凉之矣。其机、其法尽在风寒二病之中，其他四病，则不过于准之为治耳。然仲景以温病附之于风寒二病之次，而于其治方则未出一方，痉、湿、暍三病，别立篇略述其证治者何也？盖温病比于风寒二病，则禁发汗、下、火，而主润补，其诸方皆可通用，不必别立篇，故附之风寒二病之次也。若夫痉、湿、暍三病，虽亦宜准于风寒而通用其诸方，又有一二宜别治者，故别立篇述其异，以见此宜别治者一二之外，皆宜随证通用六经之诸方耳。故六经篇中，多举中风、伤寒为称，或称太阳病、阳明病、少阳病、太阴病、少阴病、厥阴病，或但称病，称病者、病人，此皆总摄诸病之辞，非单指中风、伤寒也。以见通用也。耕铭按："中风""伤寒"之大义明矣，非指代"风寒"之证，实暗示诸病邪气之感召也。故世谓仲景详于风寒，略于暑湿，不及于燥火，或谓温暑及直中传阴皆亡失无征，或新立温暑治法，立燥火二门，以为补亡者，皆不得其旨者也。

太阳病里和表病当直治其表

里和者，谓脏腑气血和平无病也。凡诸病口舌和而不苦，不燥不渴，舌不短，咽中不闭塞、不干燥，心中不悸，胁不满不痛，腹中无动气、不满不痛、不鸣不急缩，无吞酸嗳腐、呕吐哕噫恶心、身体振慄、筋惕肉瞤、四肢厥冷筋急等证，二便如常，脉左右三部皆浮，无一部有虚、微、弦、滑、迟、涩、濡、弱、厥、代等诊，如此而但见太阳头项强痛，恶寒恶风。证者，此谓里和表病。脉浮缓，或浮弱，或浮数，或但浮不紧，发热汗出者，为表虚，治宜发汗补其表，桂枝汤主之。若脉浮紧，或浮数，或但浮有力，发热无汗，身痛腰疼，骨节烦疼者，为表实，治宜发汗泻其表，麻黄汤、桂枝麻黄各半汤、桂枝二麻黄一汤，随证择用。

太阳病里虚表病当先补其里后治其表

里虚者，谓脏腑气血虚耗而阴阳有亏也。《内经》所谓两感，后世所谓外感、内伤相兼者也，又名夹阴病，以阳证夹阴病故也。龚氏《回春》以脉来沉细或伏，面色青，手足冷，小腹绞痛，甚则吐利舌卷囊缩为夹阴中寒，非也。此即仲景所谓少阴病也。然若见太阳脉证而兼此脉证一二，乃可谓夹阴病耳。凡人素弱，脾胃肺肾有亏，而汗常易出，易感外邪，饮食进退，二便不调，精液易泄，短气疲倦，瘦弱肥白者，或虽禀受壮实之人，而大劳失汗、过欲失精、饥饱不节以伤胃，疾走多言以伤气，思虑悲恐以伤神，经漏、带下、生产、淋疾、刀刺、针灸、吐衄、便血、疮痈脓溃、压坠跌扑以亡血，咳嗽、呕吐、泄泻下痢以亡液，及凶年饥岁、贫窭①杂食而脾胃脆弱者，皆为里虚而感邪也，此不啻表受邪而里亦受邪者也。其病虽见太阳脉浮、头项强痛、恶寒恶风、发热等证，或似中风，或似伤寒，而必兼里虚脉证一二也。大抵里虚有六辨，曰：上焦心肺阴虚、膻中阳虚，膻中，即心肺所居也。中焦脾阴虚、胃阳虚，下焦肾阴虚、元阳虚是也。膻中阳主表，前所述表虚病即膻中阳虚也，故不列于此。耕铭按：膻中之阳，心部于表之大阳也。凡里虚者，或头晕目眩，上焦阳虚也，又有下焦阳虚者，又有水停者。或食谷欲呕，胃阳虚。或口舌干燥，诸虚俱有。或舌缩语涩，或咽痛胫酸，或咽中闭塞，俱下焦阳虚。或咽喉干燥，上焦阴虚，中焦阴虚、阳虚，下焦阴虚、阳虚。或心中动悸，上焦阴虚、阳虚，中焦阴虚、阳虚，又有水停者。或腹中有动气，上焦阳虚，中焦阳虚，又有宿食、气滞者。或腹中雷鸣，中焦阳虚，下焦阴虚。或腹中疼痛，中焦阴虚、阳虚，下焦阳虚，又有宿食、气滞者。或腹中急缩，脾胃虚。或腹中胀满，胃阳虚，肾阳虚。或呕吐哕噎，中焦阳虚，下焦阳虚，又有气滞、水停、宿食。或虚渴好温，中焦阳虚，下焦阳虚。或好冷水而不多饮，上焦阴虚，中焦阴虚，下焦阳虚，又冷热不调。或胁肋满痛，脾胃虚，又有少阳病。或四肢厥冷，胃肾阳虚。或身体

---

① 贫窭（jù）：指贫穷的人。

战慄，或筋惕肉瞤，俱下焦阳虚。或肢体筋挛，血虚，又下焦阳虚。或大便泄利，胃肾阳虚。或咳而小便利，若失小便，肺肾虚冷。或咳而呕逆，肺胃虚冷。或小便数，或小便多利，俱肺气虚，肾阴虚，肾阳虚，皆有。或身体怠惰，或精神昏倦，或眼睛无神，或面色危衰，诸虚俱有。其脉沉、迟、虚、涩、微、弱、结、促、厥、代、芤、革，或左右三部中一处得此脉，或脉紧动数而汗出似中风，下焦亡阳。或脉浮缓而身疼、腰痛似伤寒，下焦阳虚，又血虚。以上诸脉证，皆里气虚衰而受邪之所致也。凡太阳表证而兼此证、此脉一二者，为里虚表病，如是者虽病在表，不可发汗，一误发汗，夺其津液，则益虚其正气，邪气反盛，而变不可胜言也。惟宜先调补其内，令正气盛焉，小建中汤、治中焦脾阴虚。理中汤、治中焦胃阳虚。吴茱萸汤、同上。炙甘草汤、治上焦心肺阴虚。四逆汤、治下焦元阳虚。真武汤、同上。八味肾气丸、治下焦肾阴虚。黄连汤辈，胃虚冷，有客热者用此。随脉证择用。若肺胃虚冷，用小青龙去麻黄汤；若肺肾虚冷，加附子。此外补虚诸方详见于《下卷·补阴补阳诸方篇》。正气已盛，则营卫自张于外，而邪之微者，解围自去，不必用散解之药矣。若里气虽已复，而其表邪尚流连不去，其表邪增剧者，乃当议解散焉。仲景曰"下利，腹胀满，身体疼痛者，急当救其里，宜四逆汤；后身疼痛，清便自调者，急当救其表，宜桂枝汤"是也。又有里气虚而受邪，表气由是不运，假见表证者，亦宜前诸方择用，里气复则表气自和。仲景曰"病发热头痛，脉沉，若不差，身体疼痛，当温其里，宜四逆汤"是也。又有里气虚，表

一一〇

医经解惑论注评

由是不固而受邪，其里不受邪者，如此者，但补其里而固其表，则表邪自退。此即东垣《辨惑论》所述内伤病补中益气汤证也。此证宜择黄芪建中汤、黄芪桂枝五物汤、桂枝加黄芪汤、阎氏和中散、十全大补汤辈，不可必拘泥于一益气汤。又有表病似里虚者，但治其表，则其里不补自和。

太阳病夹里滞者当双解表里

里滞者，积热、痰饮、宿食、停酒、气滞、瘀血是也，凡内有留滞而外感邪者，与外感邪而内生留滞者，俱宜内外兼攻焉。夫有留滞而感邪者，盖内有留滞，则脏腑不能安和，营卫由是不流畅，乃至腠理不密而受邪者也。外感邪而后生留滞者，盖外感邪，则经隧涩滞，营卫失度，脏腑由是不安和，加之七情、饮食、服药之误，则热易蕴，水易停，食易宿，气易滞，血易瘀。夫如是者，单发散外邪，则外邪与内滞相引不解；单疏内滞，则表邪乘虚内攻，非内外齐攻则不可。但瘀血一证不宜内外齐攻，当先解其表，后乃治其血。耕铭按：表里同治亦未尝不可。针对瘀血内滞而犯表，仲景设有桂枝——桃仁法；针对水毒内停而犯表，仲景设有桂枝——茯苓法。又有内有留滞，而表气由是不运，假见表证者，如是者单疏其内滞，则表证自除。耕铭按：如水饮为患所致"假性"表证。《伤寒论》386条：霍乱，头痛发热，身疼痛，热多欲饮水者，五苓散主之；寒多不用水者，理中丸主之。《伤寒论》28条：服桂枝汤，或下之，仍头项强痛，翕翕发热，无汗，心下满微痛，小便不利者，桂枝去桂加茯苓白术汤主之。又有表病似里滞者，但解其表，则里滞不疏自去。耕铭按：《伤寒论》56条：伤寒，不大便六七日。头痛有热者，（未可）与承气汤。其小便清者，知不在里，仍在表也，当须发汗。若头痛者，必衄，宜桂枝汤。今区别各证，胪列于下。

内热

表病夹内热者，因内素有内热而感邪，或邪在表者妄用热药、食热物，而生内热，或时令酷热，内外俱热，或世遇阳盛之运，或土地阳气盛，表里俱热也。凡内有热者，或口舌干燥，或舌上黄赤焦色，或烦渴好冷水，饮而不呕，不利，小便不数，腹中不鸣，或喜饥善食，食而不吐、不哕，腹中不满，或小便赤黄浑浊，大便如常、或燥、或焦赤。已上皆燥热之候也，又有湿热，详见《下卷·治实法》。其脉或数急，或缓迟，或洪大，或细微，或濡弱，或实强，俱有根、有神者是也。有已上脉证，而见表证者，为表病夹内热也，治宜发散清凉，兼施大青龙汤、桂枝二越婢一汤、麻黄杏仁甘草石膏汤之类，随证择用。后人防风通圣散、桂枝石膏汤、葳蕤汤、六神通解散、九味羌活汤之类，凡清内热解外邪之诸方，皆从此诸方而出也。此证若小便清白，或淡黄，及口舌和，不燥不渴者，虽有内热之证，非真热，是里和表邪怫郁所致也。如此者，不宜清凉之药，唯用桂枝、麻黄之类，治其表则怫郁解而热自去。耕铭按：实后世滥用寒凉解表之醒世真言也。又有内热甚，表阳由是不伸而见表证者，治宜单清其内热，热去则阳气外达，表证自除，白虎汤、白虎加人参汤、竹叶石膏汤，随证择用。耕铭按：《伤寒论》168条：伤寒若吐若下后，七八日不解，热结在里，表里俱热，时时恶风，大渴，舌上干燥而烦，欲饮水数升者，白虎加人参汤主之。又若兼口苦、咽干、目眩、耳聋、胁满或痛等证者，此少阳病，宜就《少阳篇》求治方。又有内热证，而渴好温热汤，恶冷水，或渴好冷水，饮之而或呕、或哕、或噎、或下利、或肠鸣、或小便清，或食谷欲呕，或见食而呕，或下利清谷，或腹痛肠满，或小便数失，或咳而失小便，耕铭按：所谓"膀胱咳"是也。或烦而吐蛔，或渴而心痛等证者，皆属三阴虚寒之病，是表热里寒之所致也，宜就三阴篇求之。

痰饮

仲景不分痰与饮，后世分之。痰者，津液凝滞所成，故稠；饮者，饮水停留所致，故稀。痰也，饮也，虽有稀稠之异，而均是水也，宜乎仲景之不分也。《内经》曰：饮入于胃，游溢精气，上输于脾，脾气散精，上归于肺，通调水道，下输膀胱，水精四布，五经并行。然使其水游溢输归而成津液，四布并行者，全赖阳气之功矣。或因饥饱劳逸，或因七情酒色，或因外感邪气，或因汗、吐、下、渗，而使阳气衰弱，则不能游溢输归，乃致成痰饮矣。耕铭按：观当世之诸多疑难怪病，多阳虚水泛证是也。凡太阳病，而兼喘急、咳嗽、呕逆、吐痰、短气、满闷、胸膈不利、目眩、心悸、心下支满、不能安卧、腹鸣肠胀、小便不利、大便不觉出水等证者，皆为表邪夹痰饮也。治宜壮阳、解外、利水相兼施之，小青龙汤、茯苓甘草汤、五苓散、苓桂术甘汤、苓桂甘枣汤之类，随证择用。又有表邪已解，但因停水假见表证者，茯苓白术汤、真武汤、猪苓汤、八味丸之类，随证择用，但利其水则表证自除。又有十枣汤一证，此痰涎凝结于胁下，其病深痼，不可表里兼攻，当先解其外，后乃攻其痰。耕铭按：《伤寒论》152条"表解者，乃可攻之"在《康平本》里未曾出现过，考虑并非仲景原义，具体分析详见《伤寒耕读录》。

凡诸病兼痰饮者固多，当合考《坏病篇》水后诸证及《痰饮篇》，博用诸方。

停酒

太阳病夹停酒者，或嗜酒之人感于邪，或感于邪而后饮酒，酒气与邪气相合者也。仲景曰：若酒客病，不可与桂枝汤，得之则呕，以酒客不喜甘故也。夫既不喜甘，则知其胸中胃脘有停滞也，宜以苦辛治之耳。若身热懈惰，汗出如浴，恶风少气，或发热烦渴，或小便不利，或大便稀溏，《素问·病能论》泽泻白术麋衔汤，及五苓散、葛花解醒汤，随证择用；若酒毒在胸膈，邪气在表，而外作头痛、发热、恶寒、身疼等证，内作胸膈不利或痛，或烦热作渴者，败毒散、十神汤、香葛散、参苏饮，随证择用；若酒湿在于脾胃，邪气在于表，而见表证，兼之腹满、恶食、呕逆、恶心、腹痛、泄利、咳喘、胸痞等证者，藿香正气散、不换金正气散、八解散、香苏散，随证择用；若患伤寒热病之人，误饮酒致热盛、烦躁、谵语、潮热、发渴者，亦先用败毒散、香葛散、参苏饮之类，以消散毒气为宜，若未效，乃用柴胡、解毒、白虎等寒剂；若小便不利，或下利者，五苓、猪苓、柴苓之类；若脉实、大便硬者，承气汤；若脉弱精神衰，少食痞满，或兼呕泄，六君子汤、理中汤、钱氏白术散。世人不知此辨，例用黄连解毒之类，杀人甚多。衰哉！或问：观仲景之言，似嗜酒之人，必不可用桂枝汤。如何？曰：不然。仲景之所戒，为酒湿蓄于内，而不喜甘者耳。若夫虽嗜酒之人，而其内和无病，不恶甘，不呕恶，而患中风表虚之病，则桂枝汤何所忌哉？予尝治酒客患中风，里和无病，不恶甘，不呕逆恶心者，皆用桂枝汤得愈，未有一人呕者。此其人虽嗜酒，而其内无停滞故也。耕铭按：盖有是证用是方是也，单刀直入，从不拖泥带水。

宿食

太阳病夹宿食者，或素有宿食而感邪，或感邪而后误饮食服药，或土地气运湿邪盛行，内伤脾胃，外伤经络，内外合邪，或饥馑之岁，庶民杂食伤脾胃，且气运不正，而成疫疠者，此病间多矣。仲景曰：脉紧，头痛风寒，腹中有宿食不化，或脉紧如转索无常者，有宿食也。凡心腹痞满，不思饮食，或呕逆恶心，或吞酸嗳腐，或心腹刺痛，或二便不调，或肠鸣腹急，或腹中有动气，或大便滑利，或喜燥物疏食而恶甘肥油腻厚味之物，或日晡潮热，或夜热盗汗，或咳喘呕吐，至晚甚，耕铭按：《伤寒论》398条之"日暮微烦"是也。其脉或紧，或涩，或缓，或大，或滑，或数，凡太阳病，而兼此脉证一二者，是夹宿食之候也。治宜消食解邪相兼施之，厚朴生姜半夏甘草人参汤加解表药，耕铭按：中药之吗丁啉是也。后人藿香正气散、不换金正气散、人参养胃汤、十味不换金散、八解散、普贤正气散、行气香苏散，随证择用。又无外邪，但因宿食而表气不和，假见表证者，但消其食则表证自除，香砂平胃散、消食散、香砂二陈汤、七味清脾汤择用。耕铭按：宿食内滞多致少阳枢机不舒而外现少阳表证，盖少阳夹湿夹郁之类，宜投大柴胡汤等和枢消导之剂。汕头大学魏甫贤教授"清地筑基散"之临证经验亦可参。

气滞

太阳病夹气滞者，或素有七情气滞之病而感邪，或感邪而后伤于七情，而致气滞，或时令不正，人气不和，不正之气感于人，遍于经络，壅于腑脏，正气由是郁而不伸，其病表里兼见者也。耕铭按：此种气滞多见有"功能性"梗阻状态，盖西医无法诊断而患者自觉明显也。其兼证多伴有半夏厚朴汤、四逆散之证群，临证灵活组方化裁即可。仲景立桂枝加厚朴杏子汤一方，以示其法例，此肺胃有气滞，受表邪者之设也。耕铭按：郑卢医学有"厚朴化燥嗓不痒"之说，其用厚朴化燥之法可参。后人制乌药顺气散、人参顺气散、消风百解散、川芎茶调散、人参败毒散、参苏饮、芎苏散、香苏散、十神汤、香葛散、神受太乙散、藿香正气散、人参养胃汤、五积散、圣散子等方治之，皆为表邪夹气滞者设耳。大抵气滞于上焦，则作头痛发热甚、咳嗽喘急、咽膈不利或痛等证，人参败毒散、消风百解散、川芎茶调散、参苏饮之类，随证择用；气滞于中焦，则作食饮不进、噫气吞酸、心下痞块、脐上筑动、呕逆恶心，或喜苦辛疏食，恶甘肥油腻，或心腹胁肋刺痛，或霍乱吐泻等证，藿香正气散、不换金正气散、人参养胃汤、香苏散、行气香苏散、人参顺气散、乌药顺气散、十神汤、香葛散之类，随证择用；气滞于下焦，则作脐腹挛痛、腰腿酸疼、手中厥冷、耕铭按：柴胡、半夏、枳壳、厚朴之体质常见四肢厥冷，情绪紧张激动时益甚，乃典型气厥证也。二便不调等证，五积散、圣散子、三和散之类，随证择用。今之医不用仲景之神方，一遇表证，则不辨其有气滞无气滞，专通用此诸方，使里和表病者耗其气，里虚表病者重其虚，邪气散漫，变证多端，轻者千辛万苦，引日寝愈，重者终不免于死，诚为可悼矣。

蓄血

太阳病夹蓄血者，或素有瘀血而感邪，或感邪后误服药，而成瘀血者也。病证仲景本文明白，故不述。夫血者，人身河渠，贵流通不贵凝滞，一有凝滞，则其血瘀。或当汗不汗，热滞熬血，或不当汗而汗，则津液内竭，致血干凝，或妄利小便，以竭津液，致血瘀蓄，或素有跌扑、闪挫、经闭、生产等瘀血，或善思善郁，或过食煎煿火酒等物，以致血热瘀滞者，皆成此证也。耕铭按：后世所谓阴虚，除意外出血伤津大都并非津血之虚，实津血分配不均所致之功能性改变矣，或水毒，或瘀血。如《金匮要略》：虚劳里急，悸，衄，腹中痛，梦失精，四肢酸疼，手足烦热，咽干口燥，小建中汤主之。病人胸满，唇痿舌青，口燥，但欲漱水，不欲咽，无寒热，脉微大来迟，腹不满，其人言我满，为有瘀血。病者如热状，烦满，口干燥而渴，其脉反无热，此为阴伏，是瘀血也，当下之。《伤寒论》71条：太阳病，发汗后，大汗出，胃中干，烦躁不得眠，欲得饮水者，少少与饮之，令胃气和则愈。若脉浮，小便不利，微热消渴者，五苓散主之。又有阳盛、阳虚所致机体亢奋或衰退而致津血亡失之"阴虚"证，如《伤寒论》168条：伤寒若吐若下后，七八日不解，热结在里，表里俱热，时时恶风，大渴，舌上干燥而烦，欲饮水数升者，白虎加人参汤主之。《伤寒论》315条：少阴病，下利，脉微者，与白通汤。利不止，厥逆无脉，干呕烦者，白通加猪胆汁汤主之。服汤，脉暴出者死，微续者生。治不宜表里兼攻，宜先解其外，而后攻其血，桃核承气汤、抵当汤丸，随证择用。又蓄血似表证者，但利其血则表证自除。抵当汤之证，表证仍在是也。耕铭按：瘀血为患亦可出现太阳气血流注不畅所致头痛、发热、恶风、汗出或不汗出、脉浮或紧或弦之"假性"表证也，实病理产物于六经为病之连锁反应矣。

太阳病上实当吐之

上实者，邪气滞于上焦也。其因有三：一曰痰涎结于膈上；二曰宿食壅于上脘；三曰邪气聚于胸上。三者虽异，其见证率相类，或见太阳证，或见少阴、厥阴证，或见阳明证。上实证仲景本文明白，故不详述。如是者，皆宜吐之，即其邪随吐而去，瓜蒂散、栀子豉汤，随证择用。凡上实似下虚者，吐之则其虚不补自复；若下虚似上实者，单补其虚则其实不吐自退；

若上实下虚相兼者，当先补其虚而后吐其实。

太阳病纵横当泻其乘者

此因感邪脏气偏胜者也。夫脏气偏胜，则其强者必乘其弱者。《平脉》篇曰：水行乘火，金行乘木，名曰纵；火行乘水，木行乘金，名曰横；水行乘金，火行乘木，名曰逆；金行乘水，木行乘火，名曰顺。仲景再于此篇举木行乘土、木行乘金纵横二证，以示其治例。二者俱刺期门以泻肝木，则土与金不治而自安也。夫纵横之治法如是，则逆顺之治法亦如是，可推知也。其观肝木乘他脏者，不问纵横逆顺，唯泻其肝木，则余脏相乘亦各泻其乘者，可推知也。其乘者同，则其所乘者虽异，而其治法皆同，此非特伤寒也，万病皆然。由此观之，凡万病其本原同，则其脉证虽异，而当同其治矣。《内经》曰：治病必求于本。又曰：治之极于一，一者因得之。又曰：知其要者，一言而终；不知其要者，流散无穷。此之谓也。此篇二条，此治病之活法，医者潜心反复而得其旨，则五脏纵横逆顺之治，可运之于掌矣。

或问：子言得此二条之旨，则五脏纵横逆顺之治，可运之于掌矣。吾辈不能触类长之，请述其大略。曰：夫肝脉弦也，心脉洪也，脾脉缓也，肺脉毛浮也，肾脉沉石也。凡得肝脉而见肝病，此本脏自实也；得肝脉而见脾病，此肝乘脾也，名曰纵；若见肺病，此肝乘肺也，名曰横；若见肾病，此肝乘肾也，名曰逆；若见心病，此肝乘心也，名曰顺。五者其证虽异，而其本皆因肝木有余，**耕铭按：恐为应激反应之太过矣，非良性应激也。**此即《内经》所云"亢则害，承乃制"是也。则宜泻肝而实脾，余脏仿此。问：乘者皆实，而所乘者皆虚耶？曰：然。曰：然则从前诸治法，皆先补其虚，而后泻其实。今反先泻其实，而不恤其虚者，何也？曰：从前诸证，皆因其虚而受邪者也，故先补之；今此诸证，皆因其实而乘侮其弱于己者，故先泻其乘者，则其所乘者自安耳，此以所乘者非真虚故也。若因其脏虚，而不虚之脏乘之者，宜补之，乃其乘者自平。问：《平脉》篇所谓纵横逆顺，与此条有异耶？曰：虽有小异，而其实则同。但彼以脉之部位分之，此以脉与证辨之，是为异耳。问：此条二证唯刺期门而不用药耶？曰：历考仲景用针灸诸证，皆佐其主药之所不及耳，岂有单用针灸而不用药者哉？其刺期门诸证，皆佐小柴胡汤之所不及者也，然则此二证亦内服小柴胡汤、外刺期门也可知。详见于《类编》。**耕铭按：《伤寒论》凡涉及针灸之条文皆叔和之伪撰也。**

太阳病脉停者当或不用治或汗或下

停，止也，息也，言脉伏止不见。**耕铭按："停"，河南方言乃"对等""相当"之意，此日本希哲未知仲景乃河南人矣。**诸家多解为调停之义，误也。程氏以为停止之义，今从之。太阳病不解，脉尺寸俱停止不见者，**耕铭按：实为脉尺寸俱缓和相当也。**此正气来复，阴阳调和向愈之佳兆。必先振慄汗出而解，不必用药也；但寸脉微见者，用解表之药，汗出而解；但尺脉微见者，用调胃承气汤，下之而解。**耕铭按：凭脉用药，断不可从。**

《阳明篇》大意

阳明病有经腑之别。经病者，邪热在肌肉，此或从太阳传，或阳明直中，其证身热目疼而鼻干不得眠，其脉浮大也，此病兼见太阳证者常多，论中所谓太阳、阳明合病是也。阳明经证独见者几希矣。腑病者，邪热在胃中，此或从太阳，或从阳明经，或从少阳而传于太阴经，随经入于胃者也。《内经》曰"太阴脉，布于胃中"是也。又有脏气充实、阳神壮盛之人，一时有虚而受三阴寒病，阳忽自复，寒变为热，其热转入于胃者。仲景曰：阳明之为病，胃家实也。凡云家者，皆指其素常而言，此不曰胃实，言胃家实者，此示非胃气素实者，则不能成阳明内实之病也。《内经》曰：二日阳明受之者，谓经病也；四日太阴受之者，谓腑病也。此但举六经次传之常，以立法耳。至今病者，则其传之速者，二三日而受之；其传之迟者，七八日或至十余日而受之。其证身热，汗自出，不恶寒，反恶热，及潮热，谵语，四肢濈濈汗出，或腹中硬，或腹满痛，或大便不通，其脉沉实而有根有神，其舌上或黄、或赤焦、或黑焦，其小便必赤。凡诸病见此证一二者，不问何病，皆名为阳明病，当向此篇求其病原治法。

太阳阳明合病并病治法

太阳、阳明合病者，谓太阳脉浮、头痛、恶寒等证，与阳明脉大、身热、目疼、鼻干、不眠，及身热、汗自出、不恶寒、反恶热，及潮热、谵语、腹满、肢汗、便难等证相合兼病者也。若先得太阳证，后得阳明证者，谓之二阳并病也。仲景立例示法之条，则直言合病、并病，不细述其脉证，但述其兼证。如所谓"太阳与阳明合病，必自下利"是也。视证处方之条，则太阳证多，阳明证少，则言太阳病，或言伤寒；如所谓"太阳病，项背强几几，及伤寒不大便六七日"是也。阳明证多，太阳证少，则言阳明病。如所谓"阳明病，脉浮无汗而喘"是也。不独太阳、阳明，其他合并病皆然，其言虽不一，而其实皆二经之脉证兼见者也。其治法大抵有四：一曰太阳、阳明二经受邪者，当兼治二经，桂枝加葛根汤、葛根汤，随证择用；二曰太阳受邪，表气不运，阳明由是怫郁，假兼见阳明证者，桂枝汤、麻黄汤、各半汤，随证择用，单解太阳，则阳明假证自除；此二证其脉必浮，其小便淡黄。耕铭按：上二法余以为皆一法也，宜桂枝二越婢一汤、白虎加桂枝汤、麻杏石甘汤等辈。三曰邪已入胃，见阳明里实证，而太阳表证未尽者，先以桂枝汤解其表，而后以承气汤攻其里；耕铭按：亦可取升降散之义，表里双解。四曰邪已入胃，里气结实，表气由是不运，假见表证者，但以承气汤攻其里，则太阳表证自除。此二证其脉不浮，且其小便赤色。耕铭按：如任应秋老先生用承气汤治疗高热、不汗出而似伤寒一案，真乃神人之手笔也。不明"升降出入"四字之真言，临床难免困于惑而不解之境地也。又有里虚、里滞者，宜详而治之。

阳明少阳合病并病治法

阳明、少阳合病者，谓阳明脉大、身热、目疼、鼻干、不得眠，及身热、汗自出、不恶寒、反恶热，及潮热、谵语、腹满、肢汗、大便频等证，与少阳脉弦、口苦、咽干、目眩，及往来寒热、胸胁苦满或痛、默默不欲饮食、心烦喜呕等证相合兼病者也。若先见少阳，后见阳明，或先见阳明，后见少阳者，可谓之阳明、少阳并病也。仲景立例示法，则直言合病。如所谓阳明、少阳合病，必自下利是也。视证处方，则阳明多，少阳少，则言阳明病。如所谓"阳明病，胁下硬满"，及"阳明病，胸胁满不去"是也。若本从太阳得之，则言太阳病，或言伤寒。如所谓"太阳病，过经十余日"，及"伤寒十余日"是也。其言虽不一，而其实皆二经脉证兼见者也。其治法大抵有四：一曰少阳受邪半入于胃者，和解攻下兼施，大柴胡汤、柴胡加芒硝汤、柴胡加龙骨牡蛎汤，随证择用，若少阳之邪盛，阳明之实微者，先以小柴胡汤解少阳，后用大柴胡汤、柴胡加芒硝汤；二曰少阳受邪，清气不升，浊气不降，胃气由是不和，假见阳明证者，单以小柴胡汤、柴胡桂枝汤和解少阳，则阳明假证自除；耕铭按：如《伤寒论》230条：阳明病，胁下硬满，不大便而呕，舌上白胎者，可与小柴胡汤。上焦得通，津液得下，胃气因和，身濈然汗出而解。三曰邪已入胃，胃中结滞，清气由是不升，浊气由是不降，假兼见少阳者，直以大承气汤、调胃承气汤攻阳明，则少阳假证自除；耕铭按：大柴胡辈亦可。四曰阳明、少阳二经受邪者，用小柴胡汤单解少阳，则阳明经邪亦随自解。耕铭按：治法四与治法二似有重复。又有里虚、里滞者，当详而治之。

三阳合病治法

三阳合病者，谓太阳、阳明、少阳三证兼见者也。此无并病，说见于《类编》。仲景立例示法则言三阳合病，视证处方，则阳明证多，则言阳明病，或言阳明中风。如所谓"阳明病，脉浮而紧"云云，及"阳明中风，脉弦浮大"云云，"阳明中风，口苦咽干"云云是也。其言虽不一，而其实皆三经脉证见者也。其治法大抵舍太阳、阳明而取少阳，以小柴胡汤主之，以少阳为一身枢机故也。说见于《类编》。耕铭按：亦或以少阳为枢，兼顾四旁，如小柴胡合葛根汤加石膏、大黄，柴胡桂枝汤加石膏、大黄之辈也。然而若里热甚者，白虎汤、白虎加人参汤以凉之；上实者，栀子汤以吐之；膀胱热者，猪苓汤以渗之。三阳合病之治已上四法尽之。又有里虚、里滞者，当详而治之。

阳明病表和里实无里虚证当直攻下

表和者，谓三阳经无邪也。耕铭按：实太阳经无邪也。其证身热，汗自出，不恶寒，无头痛、身疼、腰疼等证，其脉不浮者是也。里实者，邪热结实于胃中也。耕铭按：亦当包含血液中毒及体内实性炎症。其证潮热谵语，四肢濈然汗出，大便硬，腹中硬或满痛，小便赤或数，舌上黄赤焦黑，饮食喜冷，其脉沉实有力者是也。如此而无一兼里虚证者，宜攻下之，耕铭按：兼清法。调胃承气汤、小承气汤、大承气汤、麻子仁丸此方脉浮涩者用之；耕铭按：白虎类方、柴胡类方证治亦可见。若一有里虚证，决不可下。

阳明病里实兼里虚者当先补其虚

脉浮、恶寒、头痛、身疼、无汗、口舌和、大便如常、小便清或淡黄、胸满、面赤，已上数证，但见一证，则虽里实证具，决不可下，此有表病者，当治其表。有里虚者，当补之。脉紧或涩、或芤革、或厥、或结代，大渴咽塞，呕多欲吐，饮水而呕及哕，饮食好温热恶冷，食谷欲呕，头眩心悸，筋挛急，筋惕肉瞤，战慄，腹满腹胀、时减时满，腹胀可按可揉、虚濡，心下硬满，心痛，腹中动气，腹中雷鸣，舌缩言涩，咳而吐涎沫，咳而呕逆，咳而小便利、若失小便，小便多利，下利清谷，四肢逆冷，大汗出后、泄利后、脱血后，太阴病、少阴病、厥阴病、少阳病，脉沉不实不疾、按之无力，脉沉实而左右三部之中一处得虚脉，已上诸脉证，皆脏虚里寒之所致也。凡诸病见此证此脉一二者，虽阳明内实脉证具而不可妄下也，但当先补其里，小建中汤、理中汤、吴茱萸汤、炙甘草汤、四逆汤、真武汤、八味丸、芍药甘草附子汤、芍药甘草汤、甘草干姜汤、黄连汤、乌梅丸、柴胡桂枝汤、蜜煎猪胆导，后人参苓白术散、八物汤、大补汤、益气汤、和中散、四君子汤辈，随证择用。用之后虚证虽已复，而其里实证尚未罢者，乃可议下。又有见此证一二而可下者，此乃里实似里虚者耳，当详其原因。说见于《类编》。其太阴、少阴、厥阴等病，兼里实者当就其本篇求之，少阳病兼里实者，当求之于阳明少阳合病、三阳合病。耕铭按：里虚证，以厥阴之上热下寒、表热里寒、大实有羸状最为常见。

阳明病夹里滞治法 里滞脉证见前《太阳篇大意》

仲景不详论，今推诸篇之意，述其大概如下。

内热

经病夹内热者，桂枝加葛根汤、葛根汤加凉药，或葛根黄芩黄连汤。内热作经病，及内热作腑病者，白虎汤、白虎加人参汤、竹叶石膏汤，随证择用。

痰饮

猪苓汤、五苓散、茯苓甘草汤、小青龙汤、十枣汤、茯苓白术汤，随证择用。

停酒

经病夹停酒者，十神汤、太乙散、香葛散、香苏散、藿香正气散、人参败毒散、参苏饮、芎苏散。若小便不利或作渴者，《病能论》之方、五苓散、胃苓汤；若停酒作经病，及腑病因停酒者，败毒散、参苏饮、香葛散、藿香正气散、白虎汤、黄连汤、凉膈散、葛根芩连汤、大小承气汤、六君子汤、钱氏白术散，随证择用。

宿食

厚朴生姜半夏甘草人参汤、八解散、藿香正气散、不换金正气散、行气香苏散、人参养胃汤、香砂平胃散、七味清脾汤、消食散、香砂六君子汤、大承气汤，随证择用。

气滞

十神汤、香葛散、太乙散、柴胡饮子、钱氏白术散、小通气散、厚朴汤、参苏饮、调中益气汤、升阳泻湿汤、三和散、乌药顺气散，随证择用。

瘀血

抵当汤。

阳明病上实当吐之

阳明病，心中懊侬，舌上有胎者，栀子豉汤主之。

阳明病热入血室治法

阳明病，下血谵语者，刺期门，服小柴胡汤。详见于《少阳篇大意》。

阳明病发黄治法　　详见于《类编·太阴篇》

小柴胡汤、麻黄汤、茵陈蒿汤、栀子豉汤、茵陈五苓散，随证择用。

阳明病衄血治法

桂枝汤，又有内热者，随证择方。

《少阳篇》大意

少阳病者，邪气在表里之间，其经循胁络胆，故少阳受邪，胆即病。《内经》曰：少阳主胆。此之谓也。此或从太阳传，或从阳明经传，或少阳直中，或三阴病阳复热胜，邪气浮，客于此经。耕铭按：伏邪外托亦常见也。皆血弱气尽，腠理开，邪气因入，与正气相搏，结于胁下所致也。其证口苦、咽干、目眩，而兼耳聋、舌上黄白、往来寒热、胸胁苦满或痛、嘿嘿不欲饮食、心烦喜呕等证，其脉弦或紧者是也。凡诸病见此证一二者，不问何病，皆名少阳病，当就此篇求其病原治法。

太阳少阳合病并病治法

太阳、少阳合病者，谓太阳脉浮、头痛、恶寒等证，与少阳脉弦、口苦、咽干、目眩、耳聋、往来寒热、胸胁苦满等证相合兼病者也。若先见太阳证，后见少阳证者，谓之太阳、少阳并病也。仲景立例示法，则言合病、并病，若太阳多，少阳少，则言太阳病及伤寒。如所谓"伤寒四五日，身热"云云，"伤寒五六日，呕而发热""伤寒六七日，发热微恶寒"云云是也。其言虽不同，而其实皆二经脉证兼见者也。凡太阳伤寒证，而脉弦细者，为属少阳。弦者，少阳血弱之脉；细者，少阳气尽之脉。此因脾胃虚弱，太阳、少阳二经受病之所致也，故今虽不见其证，后必当为少阳病，故虽见太阳表证不可发汗，但宜用小建中汤辈补其内。其内调和，为少阳本证，当用小柴胡汤。若为太阳、少阳合病，随证治之。其治法大抵有四：一曰太阳、少阳二经受邪者，舍太阳取少阳，以小柴胡汤主之，单解少阳，则太阳之邪自解；二曰太阳、少阳二经受邪，而太阳之邪尚盛，少阳之邪未盛者，当兼治二经，柴胡桂枝汤、柴胡去人参加桂枝汤，随证择用；三曰少阳热盛，脾胃由是弱，清气不升而作下利，表气由是不和，假兼太阳证者，但凉胆热、补脾胃，则表证自除，黄芩汤、黄芩加半夏生姜汤，随证择用；四曰太阳、少阳二经受邪，其邪盛作痞滞者，刺大椎、肺腧、肝腧以通经气，内服小柴胡汤、柴胡桂枝汤以解其邪，虽有表证不可发汗，虽有里证不可下。

少阳病半表里热无里虚证者当和解之

半表里热者，口苦，咽干，目眩，舌上白黄，小便黄赤，饮食喜冷恶热，而兼之往来寒热、胸胁苦满或痛、嘿嘿不欲饮食、心烦喜呕等证，此证但见一证便是，不必悉具。其脉弦或紧，而有根有神者是也。如是而无一里虚证者，宜清凉和解，小柴胡汤主之。若有余证，随证加减。加减法见于本经。若胸胁满而微结，小便不利，渴而不呕，但往来寒热，心烦者，可用柴胡桂枝干姜汤。若一有里虚证者，不可用此二方。凡诸病一见少阳证，则虽有表证不可发汗，虽有上实证不可吐，虽有里证不可下。

少阳病兼里虚者当先补之

凡口舌和，小便清，舌缩言涩，四肢怠惰，身体困倦，阳脉涩、阴脉弦，脉洪大而无根，脉结、促、厥、代、滑、数、微、涩、扎、革，寸脉微弱，关脉微弱，尺脉微弱，脉迟而无力，饮食好温热恶寒冷，渴饮水而呕或哕，食谷而哕或呕，下利清谷，手足厥冷，大汗出，筋惕肉𥆧，战慄，腹中雷鸣，小便多利，遗尿，腹中急痛，凡少阳病见此证、此脉一二者，不可用柴胡汤。又大汗出后、大吐后、大下后、用渗利后、用寒凉攻伐后、用消导耗燥后，虽有少阳证，不可用柴胡汤，当先温补其内，小建中汤、炙甘草汤、吴茱萸汤、四逆汤、真武汤、八味丸、乌梅丸、黄连汤，后人八物汤、大补汤、益气汤、六君子汤、逍遥散之辈，随证择用。用之虽其内调和而少阳证未罢，乃可用柴胡汤，若变作他证，则随证治之。

少阳病夹里滞治法

仲景无说，今详诸篇之意而推之。少阳病夹里滞者，宜用柴胡汤加治滞药。若里滞似少阳病者，但治其滞，则少阳假证自除。述其大概如下。

内热

少阳病夹燥热者，小柴胡汤合白虎汤，或柴胡石膏散、柴胡解肌汤；夹湿热者，小柴胡汤、柴胡解毒汤、黄芩汤；若内热似少阳者，白虎汤、竹叶石膏汤、白头翁汤、滋阴降火汤。

痰饮

少阳病夹痰饮者，柴苓汤、柴陈汤、柴胡汤合导痰汤；痰饮似少阳者，小青龙汤、五苓散、猪苓汤。

停酒

少阳病夹停酒者，香苏散合柴胡汤，或香葛散合柴胡汤；停酒似少阳者，但用其本药。

宿食

少阳病夹宿食者，柴平汤、九味清脾汤；宿食似少阳者，七味清脾汤、香砂平胃散。

气滞

少阳病夹气滞者，柴苏散即小柴胡汤合香苏散、十味芎苏散、仲景柴胡饮子；气滞似少阳者，正气天香汤、分心气饮。

蓄血

先用小柴胡汤、柴胡桂枝汤解外，后用桃核承气汤、抵当汤丸攻其血；若蓄血似少阳者，直用桃核承气汤、抵当汤丸。

耕铭按：大小柴胡合桂枝茯苓丸、大小柴胡合桃仁承气汤、大小柴胡合抵当汤等亦有应用的机会。盖"血府"亦三焦焦膜之所生，瘀血为患实与少阳区块关系最大，究其病位、病性，最宜与柴胡剂合方。后世名方——血府逐瘀汤即由此创制。

热入血室治法

热入血室者，邪热入于血分也。此其人素血少而感邪，或妇人感于邪而经水适来，或经后感于邪，邪气乘虚而入也。若血得热而妄行，则或下血，或经行；若血得热而结滞，则经断。皆脾胃怯少阳气不升发之所致，治法俱用小柴胡汤，以补脾胃升发少阳气，使邪气引出于气分，或刺期门以泻邪实，则血分不治自安。仲景举阳明下血及妇人经来之三证者，但示热入血室之例耳。今以此例推之，凡血分虚而感邪，则虽不下血，虽不经来，而能为热入血室之病。凡诸病昼日明了，暮夜谵语，或寒热如疟，或疟病夜发、发热谵语者，皆为热入血室，不问男女，宜用此法。耕铭按：当知男子亦有"血室"耳，治法同上按，亦仿柴胡剂合祛瘀剂之法。若兼里虚者，先补之而后用此法。又有宿食之证，昼日明了，夜间发热谵语而类夫热入血室者，此因胃气弱不能消食而然，仲景所谓病新差，日暮微烦证之重者也，其脉多缓，或涩、或弦数，其证或呕逆恶心，或咳嗽吐痰，或心下痞闷，或腹满微痛，或大便滑利，或夜间发热、大汗出，或盗汗出，如此者八解散、香砂六君子汤、香砂平胃散、人参养胃汤、七味清脾汤辈择用。若夫热入血室，大汗出则解，且必无呕逆、恶心、大便溏等证，不可不知也。

《太阴篇》大意

太阴，脾经也。其脉布胃中而络于嗌，故太阴受邪胃即病。其从三阳传之热证，仲景既列之于《阳明篇》，故此篇唯载太阴直受邪诸证也耳。不独太阴也，少阴、厥阴亦然。夫太阴之为病，腹满而吐，食不下，自利益甚，时腹自痛。此脾胃虚而受邪之所致也。凡诸病腹满而吐，腹满而食不下，腹满而自利，腹满而时痛者，不问何病，皆名为太阴病，当就此篇求其病原治法。虽有阳明内实证，决不可下，误下之则胸下结硬难治。

太阴病当温补之

仲景曰：自利不渴者，属太阴，以其脏脾胃也。有寒故也，当温之，宜服四逆辈。辈者，谓通脉四逆汤、茯苓四逆汤、四逆加人参汤、真武汤、附子理中汤、姜附汤等，随证择用。此示太阴病属脾胃虚寒者，皆当服四逆辈之例，不止自利不渴一证也。**耕铭按：《伤寒论》277条系叔和伪文，前后论述关系非仲景文风，用词方面也比较贴近于后世脏腑经络学派。**

太阴病因表邪者当治其表

太阴病有经与脏之别。夫太阴之脉布胃中，故脾实不受邪者，病独在经，病在经则胃为之病也；脾虚受邪者，从经入脾，入脾则脏独病也；若脾胃俱虚受邪者，经、脏俱病也。大抵经独病而不入脏者，作腹满而吐、食不下、自利益甚、时腹自痛等证而脉浮也，治当发汗散其邪，宜桂枝汤；若经、脏俱病者，其证虽同而脉不浮也，治当温补其中，宜服四逆辈；若脾独病者，腹满时痛，或腹中急痛，或心中悸烦，而无呕吐下利，治当补脾阴，宜小建中汤辈；若太阳病似里实者误下之，或虽不下而其人脾气素弱，表邪乘虚陷于太阴，因腹满时痛者，治当补散兼用，桂枝加芍药汤主之，即小建中汤去胶饴者。此证若兼胃实，腹满大痛手不可近者，加大黄微利之，若脉弱，续自便利者，但用本方。便利者，大便不闭而通也，非谓下利。若下利者，可用桂枝人参汤，说见于《类编》。

太阳伤寒系太阴者后为三证辨

太阳伤寒证而其脉浮而缓，手足自温者，此系在太阴。若脉浮而紧，手足冷者，此系在少阴，是两感病；若脉浮紧，手足不冷无汗者，专在太阳，是表实病；若脉浮缓，身不疼，时有轻者，太阳病兼水气者，并与此病不同，宜详分辨。此太阳与太阴受邪者也，其太阳之邪化为热，太阴之邪化为湿，乃湿热相合矣。此病后分为三证：若小便赤而不利者，此脾胃强，湿热瘀郁，身当发黄，治当早利小便以除其湿热；茵陈蒿汤、茵陈五苓散、麻黄连翘赤小豆汤辈。若小便自利者，脾胃弱，湿胜热少，不能瘀郁，故不能发黄，但蓄于中，治当补其脾胃，小建中汤、理中汤、四逆汤随证择用。补之至七八日，脾家既实，则所蓄腐秽湿浊不能留于中而自去，其自去时，虽暴烦下利日十余行，而必自止；不必用止利药。若热胜湿少者，补之至七八日，脾家既实，则其热转入胃中，大便硬实，为阳明病，宜就《阳明篇》求治法。

发黄治法

仲景曰：太阴身当发黄。又曰：寸口脉浮而缓，浮则为风，缓则为痹。痹非中风，四肢苦烦，脾色必黄，瘀热以行。详此二语则诸发黄者皆太阴病也，故余《类编》取六经篇中发黄诸条，皆列之于《太阴篇》云。耕铭按：希哲之"太阴"实病位之代指也，未曾系统考虑过诸发黄之阴阳属性，故学者于此处宜活看，诸黄不可皆死套仲景太阴之正治也。凡发黄者，皆因瘀热而成也，瘀热者，言湿热瘀郁也。然其病机亦不过于在表里上下而作寒热虚实焉，故瘀热在表者，可发汗。表实者，麻黄汤、《阳明篇》所谓"脉但浮无余证者，与麻黄汤"是也。麻黄醇酒汤；表虚者，桂枝加黄芪汤。在里者，可凉之，栀子柏皮汤。若在里而实者，可下之，茵陈蒿汤、栀子大黄汤、大黄消石汤；若蓄血者，抵当汤、消石散；若在里而兼表者，发散、清凉兼施，麻黄连翘赤小豆汤。在上者，可吐之，栀子豉汤、见于《阳明篇》。瓜蒂散；在下者，可利之，茵陈五苓散、猪膏发煎。在半表半里者，可和解之。《阳明篇》"病过十日，脉续浮者，与小柴胡汤"，又《黄疸病篇》"诸黄腹痛而呕者，宜与柴胡汤"是也。已上诸证，若里虚者，当先补之、温之，小建中汤、理中汤、四逆汤、真武汤、炙甘草汤、八味丸、黄连汤、小半夏汤辈，随证择用。仲景六经篇中所述，特其大概也耳，以《黄疸篇》参看，其病机治法悉具。

宿食作太阴病治法

仲景无说，然宿食作太阴证者多，无其说者，盖脱简也。然而熟读通篇，则虽无其说，犹有也。今述一得如下。

凡宿食作太阴病，而兼呕逆恶心，时腹切痛者，当消导之，厚朴生姜半夏甘草人参汤、香砂平胃散、香砂二陈汤、消食散、麦芽枳术丸、香砂六君子汤，随证择用。若气上冲，欲吐不得吐者，当吐之，瓜蒂散、鸡翎指探，随证择用；若气上冲，小便赤，不吐不呕，腹满痛，手不可近者，当下之，大承气汤、小承气汤、枳实大黄汤、木香导滞丸，随证择用；若脉实，小便清，腹满痛，手不可近者，九痛丸、神保丸、三物备急丸，随证择用；若脉弱，腹满痛，喜手按，或已经消导吐下，其病增剧，腹痛手不可近，或已经消导吐下，其病已衰，或呕吐不已，或腹痛不已，或心痛，或心腹痞闷，或下利不止，或虚热发渴，或手足逆冷，或汗出不止，或脉洪大实强，或脉微细濡弱，如是者皆当补之，小建中汤、理中汤、吴茱萸汤、四逆汤、六君子汤、参苓白术散、钱氏白术散、阎氏和中散、钱氏益黄散、八物汤、益气汤，随证择用。

《少阴篇》大意

少阴，肾经也。其脉贯肾入肝膈，络于肺，系舌本。固经气微虚，而受邪之轻者，浅则但上冲舌本作咽痛，深则入肺主痰作咽中痛，及咽伤生疮，不能语言、声不出，及下利咽痛、胸满心烦等证。若胃肾壮实、阳神素盛之人，但因一时有虚而受邪，则其阳为邪所郁，寒变为热，或入膈心，或入膀胱，或入胃中。《内经》曰"邪入阴经，则其脏气实，邪气入而不能客，故还之于腑"是也。若胃肾素虚而受其邪者，浅则入肝，作下利便脓血证，深则直入肾，作自利而渴，渴而小便白，脉阴阳俱紧，反汗出，吐利烦躁，下利清谷，遗尿遗屎，舌缩言涩，四肢厥冷，恶寒战慄，里寒外热，筋惕肉瞤，神衰谵语等证，其始脉必微细，但欲寐也。故凡诸病，见脉微细，但欲寐，及无热恶寒，则不问何病，皆名为少阴病，当就此篇求其病原治法。

少阴病脏寒者急当温补胃肾复元阳

少阴之脏为肾，肾为元阳之舍、性命之根，故邪客于少阴而袭肾，元阳为此所窘，则周身阳气不能发越，必见纯寒证，而脉亦见微、细、濡、弱、沉、迟、紧、涩等状，甚者其脉伏绝也。此时不急温以去其邪，则元阳闭固而死矣，犹火郁闭则自灭也。若邪已入肾，元阳由是浮散于外，则周身阳气皆随浮于外，必见大热证，而脉或微、细、濡、弱，或沉、迟、紧、涩，或洪、大、动、数，无根也。此时不急温以去其邪，则元阳不能归于舍而死矣，犹火被挥散自灭也。耕铭按：《内经》所谓"失其所则折寿而不彰"是也。此二证若其虚甚，其邪急者，一二日、三四日中死；若其虚轻，其邪缓者，延引数日也。故一见少阴证，宜急图之。伤寒死生在旬日之间，亦以其邪系少阴故也，太阳伤寒其始皆系少阴，故脉阴阳俱紧也。阴脉紧者，系少阴之候也。若不系少阴，单中太阳，则但为表虚中风，不能为伤寒。夫系少阴者犹然，况乎直中少阴者也？故凡一见无热恶寒及脉微细、但欲寐，及足冷、脉沉紧等候，虽未备见亡阳虚寒诸证，而皆为少阴病，当急温之。仲景曰：少阴病，脉沉者，急温之，宜四逆汤。此之谓也。若已见亡阳虚寒诸证者，四逆汤、四逆加人参汤、通脉四逆汤、真武汤、白通汤、白通加猪胆汁汤、附子汤、吴茱萸汤，随证择用。若犹豫则元阳已绝，肾已为冰窟，但他脏与躯壳之残阳，未竭尽而延引时日耳。当此时虽遽治之，岂能救其万一乎哉？故仲景苦述死证数条，以戒其犹豫也。

少阴病兼表邪者当温补兼发散

少阴病不兼表邪者，始得之，无热恶寒也；其兼表邪者，始得之，反发热也。凡少阴病，始得之，反发热，恶寒，但欲卧，或身疼腰痛，阴证无头痛。其脉沉大而无汗，或有脉浮者，说见于《类编》。手足不厥冷者，少阴兼太阳者也。始得一日，麻黄附子细辛汤以发其汗；二三日无余证，麻黄附子甘草汤以微发其汗。后人五积散、圣散子之类，凡温补兼发散诸方皆从此出。若手足厥冷者、汗出者、呕吐者、下利者、脉微者、脉沉细数者，虽始得之，反发热，不可发汗，已上言大概也，其详宜参考《太阳篇》里虚诸证。但宜用前温补诸方，误发汗则致下厥上竭亡阳诸证，难治。

少阴病兼水气者当温补兼利水

肾主水液，水液周流，阳之所为，阳虚则水液瘀滞矣。故少阴阳虚病，兼水气者为多，其证腹痛，小便不利，四肢沉重疼痛，自下利，或咳，或小便利，或呕，真武汤加减主之。若咳而呕逆，或咽痛，或小便不利，或下利，或喘，或噎，或发热者，小青龙汤去麻黄加附子加减用之；心中悸者，小便不利者，下利者，俱加茯苓、白术；咽痛者，加桔梗；喘者，加杏仁。若腰痛，少腹拘急，或冲阴器急痛。小便不利，或渴，或小便利，或发热者，八味丸主之，作汤亦佳。已上二方非仲景所立，而余用之取效甚多，故附之云。

少阴病便脓血治法

少阴病，下利便脓血者，胃阳虚弱经邪冲肝也。肝藏血，今经邪冲肝，故不能藏血，血离常经而成脓血，胃气弱，不能分水谷，故下利便脓血也。治当温胃理肝血，更针刺少阴撤其邪，桃花汤主之。若少阴病，八九日，一身手足尽热者，以热在膀胱，必便血也，如此者，当早除膀胱热。耕铭按：表热里寒可乎？

少阴病咽痛治法

少阴病，二三日，咽痛无余证者，为邪轻而经气不和也，甘草汤以和之。若不愈者，肺气闭也，桔梗汤以开之、和之；若经邪甚，肺燥生痰者，苦酒汤以下逆气，去痰润燥收肺；若肺气闭，生痰者，半夏散及汤以去痰开肺行气；若客邪生热，肺燥气闭，肠胃气由是不和，致下利、咽痛、胸满心烦等证者，猪肤汤以补肺润燥凉客热，热去肺和则下利自止。已上皆少阴之标病也，若肾虚邪甚，标本俱病者，通脉四逆加桔梗汤以温胃肾、和肺气。耕铭按：脾阳根于肾阳，温肾以启脾。手太阴肺起于中焦之太阴脾，脾阳不运，阴浊成巢，亦可上扰肺卫，气机升降由此郁闭不畅而作咽喉肿痛、梗塞不利、易感外邪是也。

按：今所谓感冒、鼻塞、声重，或声哑、咽痛、咳嗽、嚏喷，皆少阴经病也。不止于此，凡诸咽喉痛者，皆以为少阴病，宜取其病机治法于此篇焉。耕铭按：《内经》曰：一阴一阳结，谓之喉痹。观今之诸世，少阳之邪热上犯孔窍者少矣，而少阴之阳衰否病者多矣，盖《内经》所谓"阳气者，烦劳则张"是也。今述感冒咽痛治法一般如下。

凡感冒咽痛无余证者，甘草汤；不差者，桔梗汤。若咽伤生疮，不能语言，声不出者，苦酒汤；若咽痛痰黏，或发热恶寒者，半夏散及汤；若咽痛下利，胸满心烦者，猪肤汤；若咽痛，四肢厥冷，或下利清谷，里寒外热，脉微者，通脉四逆加桔梗汤；若咽痛，咳而呕逆，或喘者，小青龙加桔梗汤；有汗，去麻黄；足冷，加附子。若脾胃虚者，小建中汤、理中汤、益气汤；若兼气滞者，半夏厚朴汤、藿香正气散、参苏饮、败毒散、五积散，随证择用，此外更宜随证博用诸方。今之医不知仲景之神方，一见感冒证，则例用夫败毒、十神、五积、香苏、参苏、正气之类，若其邪轻，其人实者，气和而愈；邪重人虚者，延引数日而作疳、作劳、作损、作枯，终就死路者。往往目击，不亦痛欤？

少阴病兼气滞者当行之

少阴病兼气滞者，其人素有气滞，血由是不周流，经气虚弱而受邪者也，四逆散加减主之，后人五积散、圣散子，随证择用。*耕铭按：麻黄附子细辛汤合半夏厚朴汤，余常用也。*

少阴病上实当吐之

脉证仲景本文明白，故不述。但吐之，可用瓜蒂散。*耕铭按：上实根于下寒者，宜以温药化之，吐法反不宜也。《伤寒论》324条：少阴病，饮食入口则吐，心中温温欲吐，复不能吐，始得之，手足寒，脉弦迟者，此胸中实，不可下也，当吐之。若膈上有寒饮，干呕者，不可吐也，当温之，宜四逆汤。*

少阴病寒变作热者当以寒剂攻之

少阴病寒变作热者，口舌干，或舌上黄赤焦黑，小便赤，饮食好冷恶热，脉有根有神是也。热客心膈者，黄连阿胶汤以凉润之；热结于水道者，猪苓汤以渗利之；热结于胃中者，大承气汤以攻下之。此皆胃肾壮实、阳气有余之人，但目一时之虚、少阴受邪、阳气为邪所郁而致者也。

少阳病似少阴者当和解之

邪气客少阳，阳气微结则手足冷，脉细沉紧似少阴病，小柴胡汤主之。仲景本文明白，故不详述。*耕铭按：阳郁兼气郁者，宜与四逆散合方；阳郁兼阳虚者，宜与真武汤合方。《伤寒论》148条：伤寒五六日，头汗出，微恶寒，手足冷，心下满，口不欲食，大便硬，脉细者，*

此为阳微结，必有表，复有里也。脉沉，亦在里也。汗出为阳微，假令纯阴结，不得复有外证，悉入在里，此为半在里半在外也。脉虽沉细，不得为少阴病。所以然者，阴不得有汗，今头汗出，故知非少阴也，可与小柴胡汤。设不了了者，得屎而解。

《厥阴篇》大意

　　厥阴，肝经也。肝，阴中之阳，其脉起于足指，循阴器，抵少腹，挟胃属肝络胆，上贯膈至巅顶。故厥阴受邪，肝为之病，阴中之阳，上奔作热，邪气下客作寒，必致阴阳互胜，复为上热下冷之证也。<u>耕铭按：亦可见外热里寒之象也。</u>阴胜则为寒，阳胜则为热，阴阳否格则为膈热胃寒病，阴阳交和则其病愈。凡太阳伤寒而兼厥利、呕哕等证者，皆厥阴受邪也，其病必先寒而后热，复寒而复热，其寒之日数多，热之日数少者，为阴胜而阳虚矣；其热之日数多，寒之日数少者，为阴退而阳胜矣；其寒热之日数均者，为阴阳交和而其病愈矣。若夫阴阳否格者，此为厥阴本病矣，其阴阳胜复之际，必有厥利、呕哕、吐利、霍乱等证，仲景一一辨明其脉证治法。<u>宋板《伤寒论》书厥利呕哕附而分霍乱为一篇，《金匮玉函经》分厥阴病与厥利、呕哕及霍乱为三篇，此王叔和、林亿等不知仲景之旨故也。近时喻嘉言作《尚论》删去霍乱，</u>

沈目南编注《要略》补入霍乱，皆不明之尤者也。可笑。夫厥阴之为病，消渴，气上冲心，心中疼热，饥而不欲食，食则吐蛔。凡诸病见此证一二者，不问何病，皆名厥阴病，当就此篇求其病原治法。耕铭按：此提纲非厥阴之总纲也，凡六经提纲亦皆如此，但述其病相大概一二而已，学者断不可拘泥于此也。虽有阳明内实证不可下，误下之则下利不止而死。

厥阴病阴阳否格者当调和之

凡诸病消渴、气上冲心者，心中疼热者，饥而不欲食者，食则吐者，时烦时静而复烦者，见食而呕者，吐蛔者，皆胃寒膈热、阴阳否格之所致也。不问何病，皆以为厥阴病，以乌梅丸主之。凡麻黄升麻汤、干姜黄芩黄连人参汤，及《太阳篇》黄连汤，《少阳篇》黄芩加半夏生姜汤，《坏病篇》生姜泻心汤、半夏泻心汤、甘草泻心汤、附子泻心汤，皆此方之变也。凡诸病属寒者，妄用不当之热药，而其寒不去反生热，或属热者妄用不当之寒药，而其热不去反生寒，俱作阴阳否格，冷热不和者，皆宜以此法治之。

阴阳胜复作厥热治法

此仲景举厥热一端，以示阴阳胜复之机也。凡阴阳胜复之病，不止厥热，善读此篇得其旨，则病虽千变万化，亦不外于此机矣。仲景曰"凡厥者，阴阳气不相顺接，便为厥""厥者，四肢逆冷"是也。夫无病之人，阳在上其气接于下，阴在下其质顺于上，则一身温和，无厥热之患也。_{耕铭按：泰卦也。}若厥阴一受邪，阴不顺于上，阳不接于下，则四肢逆冷，厥热之病起矣。_{耕铭按：否卦也。}凡其不相顺接也，有阳虚阴胜者，有阳胜阴负者，有阴阳互否格者。大抵阳虚阴胜者，因肝肾素虚而受邪也，_{耕铭按：肝阴、肾阳皆亏也。}其脉紧、涩、濡、弱、微、细，或虽洪、大、动、数而无根，其口舌和，不干不渴，小便清白，四肢逆冷，或下利，或呕，或哕，或噎，或吐利霍乱、寒甚于内、阳气上冲者，或舌上黄赤焦黑而干萎卷缩，或小便黄赤而多利，或失，或烦渴好温汤恶冷水，或渴饮冷水，而饮之便呕、便哕、便肠鸣、大小便利，其病或先厥后发热，而复厥复发热，或先发热后厥，而复热复厥。其厥也，阴邪胜欲逐阳也；其热也，阳气复欲退阴也。故其厥之日数多，发热之日数少者，阳衰阴胜而病进也，甚则阳尽而死；其发热之日数多，其厥之日数少者，阴衰阳胜而病退也，甚则阳实作热；其厥与热之日数均者，阴去阳平而病愈也。又有发热与厥相兼者，或有发热而不厥者，或有厥而不发热者，其证虽异，而其阳虚阴胜则一也。凡阳为热，正气也，生气也；阴为寒，邪气也，死气也。故厥阴受邪，阳虚阴胜者，唯当务助其阳以退其阴，虽其阳复作热之时，而不可遽用寒剂以伐其阳也。盖其作热者，以死阴尚伏于里未尽去故也。其死阴留伏之深者，间有用助阳药，其病反增剧，治者宜尚果毅，务助其阳，则死阴尽退，生阳自归原，而其热亦自去矣，耕铭按：治疗阴证，促阴证化阳是学《伤寒》用《伤寒》中阐明邪之来路即邪之出路、扶正托透法的关键所在，学者务必于此精研之。四逆汤、四逆加人参汤、通脉四逆汤、当归四逆汤、当归四逆加吴茱萸生姜汤、理中汤丸、通脉四逆加猪胆汁汤、茯苓甘草汤、吴茱萸汤及诸补阳之药，随证择用。若用之后，虽死阴尽退，而其阳有余，或作表证，或作里实，或作上实，或作燥热，或作湿热，或作半表里热，或作水停者，乃当议清凉、解散、吐下，桂枝汤表证、小承气汤里实、栀子豉汤、瓜蒂散上实、白虎汤燥热、白头翁汤湿热、小柴胡汤半表里热、五苓散水停，及清凉、解散、吐下之方，随证择用。耕铭按：此即病理状态下的个体在药物的良性诱导下建立起的一种抗损伤和修复能力的表现，是一种打破病理稳态、重新构筑人体免疫新平衡的发生过程，也是诸多慢性痼疾治愈过程的中心环节。主要表现为急性炎症（Acute Inflammation）与良性应激（Eustress）的有规律发生。一旦通过免疫调控而回归到正常稳态，这些反应就会自动消失。若用助阳之药后，阴阳否格、冷热不和者，当调和其阴阳，乌梅丸、干姜黄芩黄连人参汤、麻黄升麻汤及诸调和阴阳之方，随证择用。阳盛阴负者，因胃肾素实、阳神壮盛之人，但一时有虚而受邪，其阳为邪所郁，成火热伏于内，周身之阳由是不发越，而致身冷厥逆也。其证虽外冷，其内则热，脉滑、实、洪、数，或虽沉、迟、细、微、濡、弱，而必有根有力，口舌干燥黄赤焦黑，小便赤黄，饮食喜冷恶热，其腹中有力，或下利，或不下利，或呕，或哕，或吐利霍乱，其病或先厥后热，或先热后厥，或热与厥相兼，或但厥无热，其厥深者热亦深，厥微者热亦微，其证虽异，而其阳盛阴负则一也，治法但当泻其阳，阳平则阴自去。耕铭按：火郁发之。燥热者，白虎汤；湿热者，白头翁汤；里实者，小承气汤；上实者，栀子豉汤；半表里热者，小柴胡汤；水道热者，五苓散，及诸清凉、吐下之方，随证择用。若用之后，阴阳更否格者，亦宜用乌梅丸、干姜黄芩黄连人参汤、麻黄升麻汤辈。阴阳否格者，因其人素有蛔虫，或素有上实、痰饮、宿食、气滞、瘀血等停滞而受邪者也，亦作厥热之证。治法：蛔厥者，乌梅丸；上实者，瓜蒂散。如其他痰饮、宿食、气滞、瘀血诸证，亦当详脉证用其主药，但去其停滞则阴阳自和也。痰饮、宿食、气滞辨见于《太阳篇大意》。耕铭按：五脏六腑以通为用，至虚则灵也。厥利、呕哕、霍乱脉证主药，仲景本文明白，故不赘。

《坏病篇》大意

　　坏病者，谓凡诸病不可汗而反发汗，不可吐而反吐之，不可下渗而反下渗之，不可水火而反水火之，正气由是坏乱，邪气由是变现者也。仲景一一辨其脉证，示其病原、治法，谆谆瞭瞭，无复余蕴。惜乎王叔和妄作编次，前后错乱，彼此杂揉，遂至使后之昧者，不复知仲景所谓坏病者，乃别制知母麻黄汤、参胡芍药汤等方，更作种种陋说焉。今再采撷，新立此篇，以明仲景之圣法云。

　　凡发汗、若吐、若下、若渗、若水、若火后，尚见六经证者，当就六经篇中求治法。此篇所载诸证，亦虽不外夫六经，而以其脉证不端的，故别立篇耳。又有不经汗、吐、下、渗、水、火而自作此篇所述诸证者，此其人脏气素有亏而然也，亦宜就此篇求治法。又有发汗后成吐下后坏病，吐下后成发汗后坏病者，如此者不拘其前治，但随其脉证治之，此为善用法者也。

发汗后病脉证治法

此篇不独用麻黄、桂枝后之坏病，凡诸用发散、解肌药后，病仍不解者，皆当就此篇求治也。不止用药发汗后之病，凡自汗出多之后，亦当用此篇治法也。

凡发汗后，有表邪未尽者，有阳虚者，有阴虚者，有内热者，有痰饮者，有停酒者，有宿食者，有气滞者，有瘀血者，有上实者，有里实者，各详而治之。

表邪未尽者，其因有四：一曰里和表病，其邪甚，初服之药力未足去尽其邪，当再发其表，先刺风池、风府通其气，反与桂枝汤或桂枝二麻黄一汤、各半汤、麻黄汤，随证择用；二曰里和表病，发汗汗出多，表气由是虚，当用桂枝汤补其表；三曰发汗后表虚再感邪者，桂枝汤、桂枝二麻黄一汤，随证择用；四曰邪在表者，误攻其内，邪气乘虚内入，又误发汗虚其表者，当先与桂枝汤补其表，表和乃可攻其里实。《内经》曰"病发不足，标而本之，先治其标，后治其本"是也。若不补其表，反先攻其里，则表里俱虚致不救也。

阳虚者，其因有二：一曰里和表病发汗过多，亡其阳者，多上焦膻中阳虚也；耕铭按：心部于表之大阳虚损也。二曰里虚表病误发汗者，皆中下焦阳虚也。耕铭按：肾治于里之真元虚损也。凡亡阳者必谵语，脉短者死，脉自和者不死。和者，非平和之谓也，但谓不短耳。治法：上焦阳虚者，桂枝汤、柴胡桂枝汤、桂枝甘草汤、茯苓桂枝甘草大枣汤、桂枝加桂汤、茯苓桂枝白术甘草汤、禹余粮丸、桂枝新加汤，随证择用；又有桂枝去芍药汤（见下后部），又有桂甘龙蛎汤、桂枝救逆汤（见火后部）。中焦阳虚者，甘草干姜汤、乌梅丸、生姜泻心汤、旋覆代赭汤、理中汤、吴茱萸汤、黄连汤，随证择用；后人六君子汤、益黄散、七味白术散、温中汤。下焦阳虚者，四逆汤、四逆加人参汤、茯苓四逆汤、真武汤、干姜附子汤、桂枝加附子汤、芍药甘草附子汤、通脉四逆汤、附子汤、白通汤，随证择用。

阴虚者，其因有二：一曰平素阴不足，误发汗，其阴愈虚；二曰平素阳有余，发汗，其阴偏虚。阴者，谓精血津液抱阳气滋营周身者也。汗后阴虚者，仲景不详述其证治，但有假令汗出已，腹中痛者，与芍药三两之一例，及芍药甘草汤之一方。耕铭按：承淡安先生的老师瞿简庄认为，芍药、甘草同用"甘苦相合，有西洋参之功用，生津养血，有过之无不及"。余曾系统统计过民国传奇医宗张简斋的医案，其中使用芍药的频率为最高，学者亦可置其医案于反推喤摸中求其芍药运用心法。今推其旨述其大概：凡上焦阴虚者，炙甘草汤、麦门冬汤、酸枣汤，后人生脉散，随证择用；中焦阴虚者，芍药三两、芍药甘草汤、小建中汤，后人双和散、四物汤、八物汤、大补汤、养荣汤、逍遥散、当归补血汤，随证择用；下焦阴虚者，八味丸，后人六味丸、固本丸之类，随证择用。

内热者，其因有三：一曰表证夹内热者，单解表邪而遗内热；<small>耕铭按：此即《伤寒论》麻杏石甘汤之原始病机。《康治本》：发汗后，汗出而喘，无大热者，麻黄甘草杏仁石膏汤主之。亦有《宋本》26 条：服桂枝汤，大汗出后，大烦渴不解，脉洪大者，白虎加人参汤主之。</small>二曰内热似表证者，误发汗而内热不解；<small>耕铭按：《伤寒论》168 条：伤寒，若吐，若下后，七八日不解，热结在里，表里俱热，时时恶风，大渴，舌上干燥而烦，欲饮水数升者，白虎加人参汤主之。《伤寒论》第 6 条：太阳病，发热而渴，不恶寒者，为温病。若发汗已，身灼热者，名风温。风温为病，脉阴阳俱浮，自汗出，身重，多眠睡，鼻息必鼾，语言难出。</small>三曰里和表病，妄用热药，食热物，而生内热是也。大抵有内热，表邪亦未解者，麻黄杏仁甘草石膏汤、桂枝二越婢一汤、越婢汤，随证择用；若表已解，但有内热者，白虎加人参汤、竹叶石膏汤，随证择用。已上诸方，皆燥热之治也。若湿热者，宜用黄芩、黄连、柴胡、山栀子、黄柏、秦皮、桑皮之类。

痰饮者，其因有四：一曰阳气素弱，不能运水者，误发汗其阳愈虚；二曰发汗多，胃中干，因饮水多，致停滞；三曰太阳病，发汗不解，邪热半入膀胱，而滞于水道；四曰素有痰饮而感邪者，单发汗而痰饮犹有是也。大抵阳虚水停者，茯苓甘草汤、小青龙去麻黄汤、苓桂术甘、苓桂甘枣汤，随证择用；若阳虚甚者，真武汤、茯苓四逆汤；若胃中干者，茯苓白术汤；若邪热半入膀胱者，五苓散；若邪热结于膀胱者，猪苓汤；若素有痰饮者，十枣汤、小青龙去麻黄汤、茯苓饮，后人二陈汤、六君子汤、导痰汤，随证择用。

停酒者，大抵同《太阳篇》所载治法。

宿食者，其因有四：一曰表邪、宿食相兼者，单发汗而其病不解；二曰宿食似表证者，误发汗；三曰胃气素弱者，发汗而胃气愈弱，不能消食以致停滞；四曰发汗后不慎服食，以致停滞是也。大抵表邪、宿食相兼者，后人藿香正气散、人参养胃汤、八解散；若胃弱不能消食者，但补其胃阳则食消化，理中汤、吴茱萸汤，后人六君子汤；若胃冷膈热不能消食者，但调其冷热则食自消，生姜泻心汤、乌梅丸、干姜黄芩黄连人参汤；若胃气弱，且有留滞者，补消兼用，厚朴生姜半夏甘草人参汤，后人香砂六君子汤、八解散；若胃气不甚虚，但因不慎食而致停滞者，直消导之，后人香砂平胃散、消食散、香砂二陈汤；若胃气素盛，作内实者，当下之，大承气汤、小承气汤；若宿食在上脘者，当吐之，宜瓜蒂散或鸟翎指探，随证择用。

气滞者，其因有三：一曰素有气滞之人，经发汗、吐、下，其邪虽去，而其气滞尚未解；二曰病者或愤傍人之不便，或忧己之病，由是致气滞，当其病盛时，则无有之，但至病势少退时，乃有此证也；三曰发汗、吐、下后，妄用补涩杂药，人参、黄芪、当归、芍药、大枣、赤石脂、甘草、地黄、麦门、乌梅、五味子之类。以致气滞是也。大抵气滞于上焦，则有咽中有物、胸膈痞闷、心中急痛、怔忡、目眩、头痛、郁冒上气、喘咳、面目浮肿等证，桂枝加厚朴杏子汤，后人参苏饮、茯苓补心汤、木香匀气散之类，随证择用；气滞于中焦，则有心下痞闷、心腹疼痛、呕逆恶心、饮食不进、吞酸嗳腐，或气逆不下、上喘短气、咳嗽不止、呕吐哕逆、腹鸣下利、脐上筑动、咽中有物、虚烦不眠、夜梦纷纭、自汗盗汗、身面浮肿等证，厚朴生姜汤、半夏厚朴汤，后人藿香正气散、香砂六君子汤、调中益气汤、六郁汤、香苏散、木香调气散、沉香降气汤、苏子降气汤、温胆汤之类，随证择用；气滞于下焦，则有脐腹急痛、腰腿挛疼、大便秘涩、二便不调、阴丸急痛、下体浮肿等证，后人三和散、五积散、槟苏散之类，随证择用；气滞于胁，则有往来寒热、胸胁苦满或痛，或腹胁块动、目眩晕、耳聋鸣等证，柴胡桂枝汤、四逆散，后人柴苏散、即小柴胡汤合香苏散者。正气天香汤、抑肝散之类，随证择用。

又有余邪留滞于经络，致发热、烦热、夜热、潮热、骨蒸、劳热等证者，四时加减柴胡饮子，后人升阳散火汤、火郁汤、蓁艽鳖甲散之类，随证择用。此证久不愈成劳者多。

凡诸病一经汗下攻伐之后，皆多属虚，虽有一二气滞之证，而先补其虚为宜。盖正气一虚，则不能健运而为滞；正气一盛，则其滞自行。《内经》曰"勇者气行则愈，怯者着而为病"是也，丹溪所谓"苟气怯不用补法，气何由行"得之。若补而不行，乃可用顺气之药焉。

蓄血者，详于《太阳篇》上实者。

成氏曰：吐证亦不同，如不经汗、吐、下，邪气蕴结于膈，则谓之实也，应以瓜蒂散吐之；若发汗、吐、下后，邪气乘虚留于胸中，则谓之虚也，应以栀子豉汤吐之，此吐胸中虚烦也。大抵发汗、吐、下后，虚烦不得眠，心中懊憹，或结痛，或窒塞，而舌上有胎，小便黄赤者，为上实虚烦，耕铭按：这里的"虚"，是相对于阳明里实热之"实"而言的，它们都是实热证，只不过一个是无形之炎症，一个是有形之实热积聚（承气汤证）。栀子豉汤、栀子甘草豉汤、栀子生姜豉汤，及栀子厚朴汤、栀子干姜汤，随证择用。若病人素微溏者，不可用之，当先补其中下。

内实者，详于《阳明篇》。

发黄者，详于《太阴篇》。

吐后病脉证治法

此篇不独用瓜蒂散、栀子汤后之病也，凡诸服吐药、行吐法之后，皆当就此篇求治法；不止服吐药、行吐法之后也，自吐之后，亦当求此篇。凡吐后诸证治法，亦不异于汗后、下后，但有少异者，仲景举而示之，不烦述也，故宜参考汗后、下后而治之。表邪未尽者，邪在表者，虽误吐而其人脏气素盛而不受伤、不变证者也，大抵须参考汗后、下后治之；阳虚者，仲景但述脉证七条，及苓桂术甘汤、旋覆代赭汤、姜芩连参汤三方。古云误吐则损上焦元气，言其亡膻中之阳也。凡膻中之阳素弱者，误吐则亡膻中之阳也；若胃气弱者，误吐则不止虚膻中，而并亡胃中之阳也；若胃肾弱者，并亡肾元阳也，以三焦虽别而实一气之所串故也，随证治之。

或问：表病与阳虚之不可吐，则凡为医者知之，何故误吐以致坏也？

曰：夫胸中与表相应，故表受病则其气触胸中，多致胸满、心烦、呕逆、咳喘等证。上焦阳虚，则下焦之气升冲；中焦阳虚，则土弱水无畏凌上；下焦阳虚，则上焦似有余。凡此数者，或心中痞硬、气上冲咽喉不得息，或胸中疼不能食，或心中温温欲吐而不能吐，依稀似夫上实之证，唯良医善诊其脉，详其兼证，明其所因，而表邪解之、内虚补之，不惑于其假证矣。粗工庸辈，不详其脉证所因，惟执病在上当吐之之一法，故误吐致坏耳。阴虚者、内热者，仲景有白虎加人参汤一条；水停者、伤酒者、宿食者、气滞者、蓄血者，已上诸证宜参考汗后、下后治之；上实者，误吐虚膻中之阳，邪气乘虚客胸中者也，仲景有栀子豉汤、栀子甘草豉汤、栀子生姜豉汤一条；耕铭按：栀子与肉桂合用佳，取"交泰"之义，此余临床常用也。内实者，仲景有调胃承气汤二条、小承气汤一条、大承气汤一条，此皆但示其例耳。

下后病脉证治法

此篇不止用下药后之病也，自利之后亦当就此篇求治法；不止用下药及自利之后也，凡诸用寒凉、攻伐、消导、破耗之药致坏者，亦当就此篇求治。盖其药虽不同，而误服损正气、亡津液则一也，此仲景言外之意，而用药之活法也。

表邪未尽者，邪在表，里气由是不顺而似里实者，误下而表邪尚不变也。若脏气素旺，虽误下而其内不虚者，当直解其表；若其内虚者，当先补其内，后乃解其表。此二者俱解其表，宜用桂枝汤，虽表实证，不可用麻黄。此义详见于《类编》。

阳虚者，下后亡阳也。人皆言汗多亡阳，下多亡阴，不知下多亦亡阳，以其亡阴中之阳，故曰亡阴耳。夫表证未罢而误下，里证未具而妄下，此为诛伐无辜，未有不伤中下焦之阳者。然其素禀壮实，不为下药所伏者，暂时阳自复，不使邪陷入，仍前为表证，桂枝汤之诸证是也。或其邪虽陷入，而不过为阳明内实之证，其稍虚而邪陷入者，为结胸，为心痞，为内热，为虚烦心中懊侬。其余则皆阳虚而阴胜，遂有下利、腹满、心痞、肠鸣、汗出、恶寒、四肢厥冷、烦躁、呕吐、哕噫、蛔厥、失血等证。故一下之后，病仍不解，不问何证，先补其中下之阳为宜，阳复后尚有余邪，则随证治之，犹如拾芥耳。若不先补其虚，但欲攻其邪，必流散难理，此救误下之大法也。仲景于下后，补上焦之阳，有桂枝去芍药汤、苓桂术甘汤、桂甘龙蛎汤；补中焦之阳，有理中汤丸、桂枝人参汤、旋覆代赭汤、姜芩连参汤、麻黄升麻汤、半夏泻心汤、甘草泻心汤；补下焦之阳，有桂枝去芍药加附子汤、四逆汤、四逆加人参汤、茯苓四逆汤、赤石脂禹余粮汤、附子泻心汤，此但示其大概耳，当参考汗后阳虚诸方博应诸变。

阴虚者，仲景举桂枝加芍药汤一方，以示其例，宜准汗后治之。

内热者，若下后表未解，且内有燥热者，麻杏甘石汤；若表未解，且内有湿热者，葛根芩连汤；若表已无邪，但燥热者，白虎加人参汤、竹叶石膏汤；若湿热者，芩、连、柴、翘、栀、柏之类，随证择用。

痰饮者，仲景举五苓散、猪苓汤、桂枝去桂加茯苓白术汤三条，以示其例，宜参考汗后治之。

伤酒者，详于《太阳篇》。

宿食、气滞者，俱宜准汗后治之。

蓄血者，仲景举抵当汤一证，以示其例，其详见于《太阳篇》。

上实者，栀子豉汤、栀子生姜豉汤、栀子甘草豉汤、栀子厚朴汤、栀子干姜汤，随证择用。若病人素微溏者，不可用此方，宜先补其中下。

内实者，此壮实之人邪在表，里气由是不和似内实者，误下之，邪气乘虚入胃也，详见于《阳明篇》。

附：用下药不得利治法

或问：仲景所述下后诸证，皆下之得利后之证治也。有人于此，脉证俱得内实之候，而下之不得利，反益逼迫，或腹大满不通，或硬痛愈甚，手不可近，或短气不得息，或呕或哕，或二便俱不通，或小便黄赤而数，或小便清而遗失，或烦躁闷乱，或恶寒战慄，或汗出不止者，当用何法治之？

曰：是则其人正气虚衰不能健运，因见内实脉证，必兼见里虚脉证一二。医不详其兼脉、兼证，妄下之，亡其元阳者也，为难治，不得已，当用大剂四逆加人参汤浓煎频冷服，若热服则恐拒格不受也。耕铭按：此即阳虚型功能性梗阻不通，不能排出体内寒浊阴毒，桂附理中汤合真武汤加半夏益佳也。然而病人若好温恶冷，宜热服，用之阳复，正气盛则愈。若用之虽阳复，而其热尚不解，乃可与乌梅丸，必效，此法十可救二三，若虚甚者，不能救也。又有诸病大便不通，攻下、润肠、通气诸药无效，其脉证仍前不变，精神未甚衰，但苦大便不通者，此胃气困而下陷也。如此但用钱氏白术散加升麻或加黄芪、当归。以升提其气，则一二贴必通，予用之取效者不少矣。

抑论，古人有云：便闭屡下不通者，须吐以提之。吁！是诚贻杀人之祸于后世者也。始作斯言者，其无后乎？何者？仲景诸方，皆神明之制作，对证用之，则一二服必得效矣，如之何有屡下不通乎哉？其屡下不通者，斯不当下而下故也。夫不当下而下之，则中下焦之阳，未有不伤者。然得大便通者，阳气尚在而送其药故也；其屡下不通者，此阳既绝于里，不能送其药故也。至于此际也，四逆人参峻补之药，且不能成功者多，而况行吐法乎？世人妄称医，意也，又理也，不深究黄、岐、仲景之奥理，专以木偶人之理，度生灵之腑脏者，往往皆然，诚可深悼矣。

渗后病脉证治法

仲景不述渗后之证治，但《阳明篇》有云"少阳阳明，发汗，利小便已，胃中燥烦实，大便硬"是也。又曰：太阳病，若发汗，若利小便，此亡津液，胃中干燥，因转属阳明，不更衣，内实大便难者，此名阳明也。有此二条而已。然而熟读诸篇得其旨，则虽不详言，犹言也。大抵利小便之法，为胸膈心肺间有停水，及湿邪客太阳而侵水道，及邪热转入水道者设已。若不当利而利之，则上虚心肺之气，中竭胃中之液，下亡肾中之阳，其证或频渴贪水，或短气喘促，或头眩心悸，或大便不通，或小便不行，或遗尿失禁，甚者至尿血。间有血气素盛，邪热乘虚内入，为蓄血、为内实、为蓄热者，当随证治之。大抵阳虚者，四逆汤、真武汤；阴虚者，八味丸、小建中汤、炙甘草汤；内实者，于《阳明篇》求方；蓄血者，桃核承气汤、抵当汤丸；蓄热者，东垣滋肾丸，此外益气汤、大补汤、六味丸，随证加减用之。

水后病脉证治法

水之为病有四：一曰渴饮水多，水停于内；二曰表热甚，以水灌其身，其水气或壅于表，或入于内；三曰凡阳弱之人，虽非渴饮，而其所饮之汤水停滞为病；四曰鄙人患病，则或为祈神，或为劫病，而浴灌于冷水，或屡饮符水，此皆欲治病反招病者也。大抵阳虚而水停者，必见心下悸，或暴喘满，或短气，或小便自利，或小便不利，或肠鸣，或下利，或咳，或呕，或哕，或噎等证，茯苓甘草汤、苓桂甘枣汤、苓桂术甘汤、小青龙汤、茯苓白术汤、茯苓饮、小半夏汤、小半夏加茯苓汤、生姜泻心汤、真武汤、吴茱萸汤、四逆汤、茯苓四逆汤、理中加茯苓汤，随证择用；若水气与邪热相搏致停滞者，必见小便不利、微热消渴，或烦热肉上粟起，意欲得水反不渴等证，文蛤散、五苓散，随证择用；耕铭按：当为文蛤汤也。若作水结胸者，大小陷胸汤、白散，随证择用；若水气壅于表，身热皮粟不解，当汗不汗而烦者，桂枝麻黄各半汤辈，以发其汗，则水气从汗而去；若汗出已、腹中痛者，与芍药三两。

火后病脉证治法

火之为坏，虽有艾灸、烧针、火劫之异，而其为火则一也。凡不可火而误火，则必亡阳致惊狂烦躁，或下血，或吐血，或衄血，或腰以下重痹，或发黄等证，并以桂枝救逆汤主之；详见于《类编》。若火逆下之，因烧针烦躁者，桂甘龙蛎汤；若发奔豚者，桂枝加桂汤；若重发汗，复加烧针，厥逆、咽燥、烦躁、吐逆者，四逆汤。耕铭按：耕铭重订《伤寒论》29条：若重发汗，得之便厥，咽中干，烦躁，吐逆者，四逆汤主之。仲景治火后坏病，不外此四方。又有表未解者，有为内热、内实、水停、宿食、气滞、瘀血、上实等病者，此素病，非火之所致也，虽火后得之，亦当准汗后、下后治之。今见卤莽之人，患病恶寒则自向火爆身，因致火逆者多矣，又诸病妄灸致火邪者亦不少矣。病家多不告诸医，医者亦不推问，或有推问而知其火逆，而不知仲景之神方，浪投杂药杀人者不少矣，遂以谓灸热火邪甚难治，病家亦惯闻以为常，莫知医之误杀矣。诚可哀哉！予多见此证，或衄，或吐血，或二便见血，或烦躁昏闷，皆用仲景之方，或一贴即效，或二三贴而效，无一人不效者，学者其致思焉。

附录

或问：仲景列汗、吐、下、渗、水、火之坏病备矣，不列其余者，何也？

曰：凡治法虽多端，而约之不过汗、吐、下、渗、水、火、寒、热、润、燥、补、消，其误用致坏亦不外于亡阳、亡阴、生热、生寒、生燥、生湿、为宿食、为痰饮、为气滞、蓄血、上实、里实耳，故知者若读发汗后一篇，则思过半矣。大抵误用寒凉及行消导者，可准下后治之。如其他，误润者，以燥治之；误温者，以凉治之；误收补者，以疏散治之。则虽俗人知之，仲景岂为此呶呶哉？盖仲景欲传与贤人，不欲传庸人也。今为初学附录误用燥、润、温、补致坏者之治法，以备搜览，盖赘之又赘耳。

润药致坏治法

润药者，当归、地黄、玄参、贝母、瓜蒌、天门、麦门、饴糖、大枣、苁蓉、锁阳、知母、天麻、乌梅、五味子、杏仁、桃仁、石斛、葳蕤、竹沥、阿胶、沙糖、蜂蜜之类是也。

凡用润剂后，或泄利，或小便不利，或心下满、不思食，或呕逆恶心，或吞酸嗳腐，或心腹痛，或口淡喜燥物疏食，或头面四肢浮肿，或潮热盗汗，或上气喘咳，皆胃中生湿浊也，治宜健胃去湿浊，平胃散、六郁汤、不换金正气散、藿香正气散、香砂养胃汤、六君子汤、八解散、三和散、顺气和中汤、半夏厚朴汤、正气天香汤、木香调气散、五膈宽中散、七味清脾汤、胃苓汤、半夏泻心汤、分心气饮、厚朴生姜汤辈，随证择用。

燥药致坏治法

燥药者，苍术、厚朴、神曲、麦芽、山楂、枳实、砂仁、白豆蔻、草豆蔻、红豆蔻、青皮、益智、南星、半夏、良姜、紫苏、胡椒、萆薢、大腹、槟榔、川芎、白芷、香附、乌药、羌活、防风、荆芥、薄荷、藿香、木香、檀香、丁香、沉香、桑皮、三棱、莪术、细辛、木通、藁本、蔓荆之类是也。

凡用燥药后，或口干舌燥，或烦渴好汤水，或舌粗不进食，或消谷易饥，或胸腹痞胀，或心腹痛甚，或大便燥涩，或小便难、水道涩痛，或身体筋急，皆脾胃亡津液，血枯耗而然，治宜补脾胃、滋血液，小建中汤、双和散、芎归汤、四物汤、八物汤、大补汤、养荣汤、益气汤、当归补血汤、炙甘草汤、乌梅丸、钱氏白术散、参苓白术散、归脾汤、逍遥散、四君子汤、六君子汤、茯苓白术汤、芍药甘草汤、生脉散、胃风汤、八味丸、六味丸、还少丹辈，随证择用。

热药致坏治法

热药者，肉桂、干姜、吴茱萸、丁子、良姜、萆薢、胡椒、蜀椒、细辛、硫黄、阳起石、附子、乌头、天雄之类是也。

凡用热药后，其病生热，热证辨见于《太阳篇大意》。或其病益寒者，此假寒得热益甚也，治宜凉其热，小柴胡汤、白虎汤、黄芩汤、麻杏甘石汤、竹叶石膏汤、葛根芩连汤、黄连汤、乌梅丸、生姜泻心汤、麻黄升麻汤、姜芩连参汤、调胃承气汤、黄连解毒汤、防风通圣散辈，随证择用。

凡方中有附子者，病人一二服后，周身如痹，精神昏冒如绝，甚则烦闷、躁扰、乱言、昏晕者，往往有之，必勿惊。此附子入腹中，与病邪相争故也。连服而药气胜，则其证止矣。凡欲用附子者，宜先预告病家，用乌头、天雄亦然，不可不知也。耕铭按：《伤寒论》174条：初一服，其人身如痹（指麻木不仁、麻痹），半日许复服之，三服都尽，其人如冒状（头重昏冒、头晕、眩冒），勿怪（不用害怕）。此以附子、术并走皮内，逐水气未得除（水气不除，反有上逆、冲逆的表现，可以考虑加桂枝），故使之耳（这里主要说的是病者机体过度虚弱时所出现的瞑眩反应）。法当加桂四两（因为有水气冲逆于上的瞑眩反应，故加桂枝降冲逆，临床上的治疗效果往往更好）。

凡肾中虚寒者，元阳浮散于外，必见大热证，此为假热。如此者，宜用大剂四逆加人参汤，用之而大热罢，身冷，四肢厥逆，甚者二便遗失，此肾温元阳归内，死阴浮于外也，最为佳兆。但宜务服四逆以助其阳，阳盛则死阴尽退，身乃温暖。若阴阳否格绵延不愈，宜间服乌梅丸，必愈。此与前所谓假寒得热益甚者，相似而其本大异，误用寒药则死，慎之。耕铭按：此即阴阳俱停，否极泰来之佳兆也，学者宜于临床细玩之。

收补致坏治法

收药者，赤石脂、禹余粮、龙骨、牡蛎、诃子肉、豆蔻、乌梅、五味子、罂粟壳、亚芙蓉、五倍子、百药煎、酸榴皮、没石子、铜青、米醋之类是也。

补药者，人参、黄芪、白术、甘草、大枣、龙眼肉、莲肉、山药、麦门、萎蕤、当归、芍药、地黄、巴戟、阿胶、角胶、鹿茸、苁蓉、饴糖、蜂蜜、肉桂、附子之类是也。

凡行收补后，或胸满喘促，或发热无汗，或大汗出不止，或胸腹痞满、恶饮食，或呕逆恶心，或吞酸嗳腐，或身痛头痛，或大便涩滞，或肠鸣下利，或腹心疼痛，或小便不快利，或四肢头面浮肿，皆收补塞气滞血之所致也，治宜行气破滞，参苏饮、败毒散、香葛散、十神汤、苏子降气汤、木香匀气散、分心气饮、大七气汤、三和散、顺气和中汤、宽中散、平胃散、不换金正气散、藿香正气散、厚朴生姜汤、八解散、半夏厚朴汤、香砂养胃汤、香砂六君子汤、人参养胃汤、钱氏白术散、六郁汤、木香流气饮、乌梅丸、七味清脾汤、生姜泻心汤、黄连汤、柴胡饮子、木香导滞丸、小承气汤辈，随证择用。

结胸脏结脉证治法

结胸者，邪热结于胸下，而聚痰涎也。多因里证未具，表证未罢，下之太早得之，或有不因下而自成者。其证心下至少腹硬满痛，按之如石，手不可近，其脉沉实有力或寸脉浮，关尺沉实有力。者，为热实结胸，大陷胸汤丸，随证择用。若但在心下小硬，按之则痛，其脉浮滑者，为小结胸，小陷胸汤主之。又有水结胸，此水气与邪热相搏结于胸下也。无热证者，为寒实结胸，三物白散；若有热证者，大小陷胸汤丸，随证择用。大陷胸汤丸攻下邪热与痰涎，白散专攻下痰涎，皆峻剂也。小陷胸汤凉邪热，除痰水，此轻剂也，审证用之。结胸证，脉浮大者不可下，此非真结胸，因里虚或表邪而经气凝滞，假见结胸证者也。里虚者可补之，理中、四逆之类。表邪者可解之，各半汤、桂枝汤、柴胡桂枝汤辈。

若下之则死。结胸证悉具，烦躁者亦死。此当下而不下，治法迂杂故也。

脏结者，胃肾虚冷，而邪气结于胸下也。其证如结胸状，时时下利，寸脉浮，关脉小细沉紧无力。也。要之，脏结即结胸证之夹脏虚者耳。凡结胸者，实热不兼虚，故不能食，热结塞胃脘故。舌上黄赤焦燥，渴好冷水，大便难，不下利，小便必赤，且有潮热等证，其人不静，故直用寒剂，以攻其热则愈。凡脏结者，脏虚冷而结，故饮食如故，胃中空虚故。舌上白胎滑，不渴，或渴而好温恶冷，或好冷而不多饮，或饮而下利呕哕。时时下利，小便或赤或白，且无阳证，不往来寒热，其人反静，仲景举饮食如故、时时下利、寸脉浮、关脉小细沉紧、无阳证、不往来寒热、其人反静、舌上胎滑等证，以示脏结里虚之例，以此推之，凡结胸证而兼见里虚脉证一二者，虽无时时下利、寸脉浮、关脉小细沉紧等证，亦当为脏结里虚处治。故以为难治，以为不可攻也，但宜以理中汤丸、四逆汤、真武汤、半夏泻心汤、乌梅丸，后人枳实理中丸辈，随证择用，以温补中下。又病者素有痞，连在脐傍，痛引小腹，入阴筋者死。

凡太阳、少阳并病及热入血室，及少阳、阳明合病，大柴胡汤、调胃承气汤；及少阴病，大承气汤；及痰隔，十枣汤；及下后，栀子豉汤、苓桂术甘汤、茯苓白术汤；及胸上诸实，瓜蒂散。诸证皆与结胸、脏结相类，又有宿食、气滞、积聚、虫证等，似结胸、脏结者，各详而勿误。

心痞脉证治法

痞者，心下痞满，其状似结胸，而按之不痛也。多因病发于阴者，妄下得之，又有不因下而成者。凡痞有热痞，有冷热痞，有阳虚痞。热痞者，邪热滞于心下，而无虚者也，其证心下痞，按之濡，关上脉浮，按之有力，大便不利，小便赤，舌上黄赤焦黑，饮食好冷恶热，而无呕吐、哕噫、腹鸣及诸里虚证者也，大黄黄连泻心汤主之。冷热痞有二：其一热痞而兼元阳虚寒者也，其证与热痞同而兼恶寒汗出，附子泻心汤主之；其一邪热在膈上，胃中虚冷，阴阳不升降，而致痞者也，其证必兼呕或下利，或腹中雷鸣，或干噫食臭，而有小便赤，饮食好冷或好温，舌上黄赤焦黑等证，治宜温补胃阳，清除膈热，生姜泻心汤、半夏泻心汤、甘草泻心汤、理中人参黄芩汤、乌梅丸，随证择用。虚痞者，因阳虚气不运致痞者也。上焦阳虚者，苓桂术甘汤、桂枝去芍药汤；中焦阳虚者，理中汤丸、桂枝人参汤、旋覆代赭汤；下焦阳虚者，赤石脂禹余粮汤，或四逆汤、真武汤。随证择用。又有上实痞者，瓜蒂散、栀子豉汤；内实痞者，大柴胡汤、小承气汤；少阳证痞者，小柴胡汤、柴胡桂枝汤、柴胡桂姜汤。已上诸证，仲景各有明文，随证择用。又有脾阴虚而痞者，小建中汤辈；肾阴虚而痞者，八味丸辈；痰饮而痞者，小青龙汤、五苓散，后人二陈汤、导痰汤辈；宿食、气滞而痞者，厚朴生姜汤、半夏厚朴汤、柴胡饮子、四逆散，后人消痞丸、枳实消痞丸、黄连消痞丸、枳术丸加味诸方、木香化滞汤、木香化滞散、木香化滞丸、调中益气汤、补中益气汤加减诸方、升阳顺气汤、香砂六君子汤、香砂平胃散、香砂养胃汤、藿香正气散、解郁和中汤辈，随证择用。

百合病脉证治法

百合病者，微邪之气弥漫于诸经百脉也。其病或自始而得之，或诸病经四五日、二十日、一月而后得之，或诸病经发汗、吐、下而后得之，脉证治法仲景本文明白，故不述，百合知母汤、滑石代赭汤、百合鸡子汤、百合地黄汤、百合洗方、栝楼牡蛎散、百合滑石散、百合散此一方原本阙之，余得《小品方》于《本草纲目》以补之，随证择用。

狐惑病脉证治法

狐惑病者，湿热生虫，蚀喉与二阴而生疮也。蚀喉为惑，蚀二阴为狐，其病或当初得之，或经汗、吐、下，而后得之。病证仲景本文明白，故不赘，治法以甘草泻心汤主之。若小便不利，作渴者，猪苓散；蚀喉而声嗄①者，但用甘草泻心汤，不用熏洗；前阴生疮而咽干者，苦参汤洗之；沈氏《编注》谓苦参汤外洗里服者，误也。肛门生疮者，雄黄熏之。已上二证亦内服甘草泻心汤也。又有赤小豆当归散一证，本文明白，故不述。

---

① 嗄：嗓音嘶哑。

诸书多言：虫食下部，下唇有疮；食上部，上唇有疮。此与仲景所说大异，未知是否。

阴毒阳毒病脉证治法

阳毒者，邪气凝涩于阳明经，令阳气怫郁于表分，不行于里也。故其证见热状，面赤斑斑如锦文，咽喉痛，唾脓血，升麻鳖甲汤以温里分、通阳气、解邪毒。

阴毒者，邪气凝涩于少阴经，令阳气怫郁于里分，不达于表也。故其证见寒状，面目青，身痛如被杖，咽喉痛，升麻鳖甲去雄黄蜀椒汤，以通阳气、达于表，令邪毒解。去雄黄、蜀椒者，以阳气怫郁在里，不须温里故也。

此二证多因外感诸病，妄用杂药，邪气不解而得之，或有不因杂治而自成者，皆以经气有偏虚故也。凡受病五日之间得之者，六经之气尚未尽伤，故可治；若过七日，则六经之气皆受伤，故不可治也。

诸家多以阳毒为热病，阴毒为寒病，舍仲景诸方，而别立治法者，昧哉！

阴阳易病脉证治法

阴阳易者，男子病新瘥，妇人与之交而得病，名曰阳易；妇人病新瘥，男子与之交而得病，名曰阴易；又有不易自得病而成此证者。其证仲景本文明白，故不述，烧裈散主之。男病用女裈，女病用男裈。予向见二人，一人男病伤寒易于女，即阳易也，一人女病麻疹后交合自复，皆用烧裈散得奇效。

差后劳复病脉证治法

病新差后，血气未平，早作劳病者，名曰劳复；妄食病者，名曰食复，亦不外于在表里上下而作寒热虚实。凡上实者，当吐之，枳实栀子汤；若里实有宿食者，加大黄；若更发热者，在半表里和解之，小柴胡汤；在表汗之；桂枝汤、柴胡桂枝汤辈。在里下之；大柴胡汤、调胃承气汤辈。若有水气者，渗之，牡蛎泽泻散；若胃中虚寒者，温补之，理中汤丸；若有内热者，清之，竹叶石膏汤；若脾胃弱，不能消食者，减其食，养其胃。已上九法六方，示认证处治之例耳，学者当扩此例，博应诸变，不可拘泥病后劳复宜养气血之言也。程氏曰：凡属瘥后之证，不过推此例以为裁酌，非必以数证为印定之证、数方为印定之方也。

斤两升合辨

凡欲用仲景之方者，不可不明详其剂量，而用之如法也。如今之用药，一贴仅一钱重，而一日与二三贴，比诸仲景之法，则药不及五分之一，而其水则倍之。其体强而有微虚者，与其体弱而有微滞者，如此犹可，若夫大病危笃者，如今之法，则虽用仲景之方，而不能奏效，遂以为仲景之方不神。非方不神，而用之不如法也。耕铭按：至于量效问题，用量不同，它们的作用靶向则截然不同。病位、病性是基础考虑，而量效问题是打破常规思路与临床局限的一把钥匙，是带动六经辨证飞升的灵魂。对于重病痼疾，即便方子考虑得很到位，但如果达不到起沉疴的效果，突破不了大剂量西药后抗生素时代的载体竞争性抑制，中医的临床治疗是没有任何意义的。予用仲景之方，皆如其法，故众医束手、以为必死者，得活亦多矣，方之神于是乎见。今据物先生《度量衡考》，手自秤量诸药，录之于下。

凡度，一丈即十尺也，一尺即十寸也，一寸即十分也，一分即十厘也，一厘即十毫也，一毫即十丝也，一丝即十忽也。

度量衡考汉度

晋前尺为周汉古尺。一尺当今七寸一分九厘六毫三丝。

凡量，一斛即十斗也，一斗即十升也，一升即十合也，一合即十勺也，一勺即十撮也。李时珍曰"五斗曰斛，二斛曰石"云云。《度量衡考》曰：按《唐六典》明言，十斗为一斛。世谓唐以来以五斗为斛者，误矣。斛，即石也，石或作硕。

度量衡考汉量

一斛，今九升三合一勺二撮九四。

一斗，今九合三勺一撮二九。

一升，今九勺三撮一二。

一合，今九撮三一。

凡衡，一斤即十六两也，一两即十钱也，四分也，二十四铢也。一分即二钱半也，十字也。一钱即十分也，一铢即四分一厘六毫不尽也，一字即二分半也，一分即十厘也，仲景方云：分者，皆四分为一两之分，而非十厘为一分之分也。一厘即十毫也，一毫即十丝也，一丝即十忽也。

度量衡考汉衡

古秤，古周秤也，秦、汉、魏、晋、梁、陈、隋大业共依古秤。四两半当玉秤四两，二十七两当唐八两。

一两，今二钱九分六厘二毫九丝六忽不尽。

一斤，今四十七钱四分零七毫四丝零七三六不尽。

上约法，仲景之书作于汉季，故其所载诸方之斤两尺升，皆当用汉之度量衡。今以度量衡准之，则有毫厘撮圭之尾数，不便于用，故今约其法如下。

凡仲景方所谓一尺，宜用七寸二分弱；一寸，宜用七分强。

所谓一斗，宜用今九合三勺；一升，宜用今九勺三撮；一合，宜用今九撮强；若水一斗，用今一升；一升，用今一合；一合，用今一勺亦可。

所谓一斤，宜用今四十八钱；一两，宜用今三钱；一分，宜用今七分半；一铢，宜用今一分二厘半。仲景诸方皆用斤两分铢，而无钱分之称，今《金匮要略》方中有一二以钱称者，后人妄改书者也，辨见《类编》防己黄芪汤下。

诸药一升重

此予自制古一升之器以量之，即纳今九勺三撮强者。以今秤秤之者也。

蜀椒一升重九钱，陶弘景曰"蜀椒一升三两为正"，正与此合。吴茱萸一升重十四钱九分，陶弘景曰"吴茱萸一升五两为正"，亦与此合。半夏一升重二十七钱，陶弘景曰"半夏一升者，洗毕秤五两为正"，与此不合，意五字当九字之误。麦门冬与半夏同，五味子一升重二十钱五分，麻仁与五味子同，芒硝一升重二十八钱，杏仁一升去皮尖重二十七钱，桃仁一升去皮尖重二十六钱，百合一升重二十四钱，赤小豆一升重三十六钱，粳米一升重三十五钱五分，已上诸药皆不剉[①]而量也。梓白皮切一升生者重二十四钱、干者重十二钱，葶苈子一升重二十三钱五分，胶饴即饴糖凝如胶者。一升重五十一钱，蜜一升重五十钱，香豉一升重二十二钱。

诸药个数重

此予取诸药大小之中者，以今秤秤之也。

石膏如鸡子大者重二十四钱即古半斤，莞花如鸡子大重二钱，乱发如鸡子大重六分，葶苈子如弹丸大重四钱半，戎盐如弹子大重二十一钱，杏仁七十个重六钱、五十个重四钱三分、十个重八分半，桃仁五十个重三钱七分、十个重七分半强，乌梅一个去核重五分，大枣一枚重三分、去核者重二分，陶弘景曰：枣大小三枚准一两。愚按：中原枣虽甚大，而不宜如此差也，三枚当十枚之误。或曰：两字当分字之误。山栀子一个重六分，百合一枚重二

---

① 剉（cuò）：铡切。

钱一分，槟榔一枚重二钱半，枳实一枚即今呼唐枳壳者是也。去穰重三钱，陶弘景曰：枳实若干枚者，去穰毕，以一分准二枚。此枳实比今来者为甚小，意当作以一两准一枚，盖传写误也。附子一枚中者去皮重四钱半、四逆汤、真武汤之属，凡但云附子一枚者，皆宜用四钱半。陶弘景曰：附子、乌头若干枚者去皮毕，以半两准一枚。意半两当两半之误。大者去皮重九钱，通脉四逆汤之属，凡云附子大者一枚者，宜用九钱。乌头、天雄亦当同此。

诸药尺束把重

陶弘景曰：凡方云用桂一尺者，削去皮重半两为正；甘草一尺者二两为正。愚按：厚朴一尺亦宜用二两。云某草一束者，三两为正；云一把者，二两为正。此一两盖当今三钱。

方寸匕

陶弘景曰"方寸匕者，作匕正方一寸，今七分强。抄散不落为度"云云。今按散药有轻重，抄之亦有多少，不如秤之之均等矣。大抵所谓一方寸匕，宜服今一钱重，幼少量年减之。所谓一钱匕者，以钱一文抄之不落也，陶氏曰：五匕者，即今五铢钱，边五字者，抄之不落为度。愚按：五匕当作一钱匕。宜服今六分许。

㕮咀

细切也。东垣曰：古无铁刃，以口咬细，令如麻豆，煎之。今人以刀刭细尔。凡㕮咀药宜吹去细末。

丸药大

陶弘景曰：凡丸药云，如细麻者，即胡麻也，不必扁扁略相称尔，黍粟亦然。云：如大麻子者，准三细麻也；如胡豆者，即青斑豆也，以二大麻准之；如小豆者，今赤小豆也，以三大麻准之；如大豆者，以二小豆准之；如梧子者，以二大豆准之；梧桐子，《本草》云大如胡椒，今所见果然。陶氏以二大豆准之者，为过大也，宜以胡椒大准之，庶可。如弹丸及鸡子黄者，以四十梧子准之。

考异

陶弘景曰"十合为一升，升方作上径一寸，下径六分，深八分，内散药"云云。按陶氏所说升法，本出《汉志》，见《字汇》升字条。而曰古升，则不知其何代之升也，校诸周汉之量俱不相合矣。陶氏以此为药升，未详何据。不独此也，陶氏合药分剂法则诸说，文字错误，多不相合，如前诸所载也。予尝欲取陶氏诸说悉考订，有志未果。

苏恭曰：古秤皆复，今南秤是也。后汉以来分一斤为二斤，一两为二两，古方惟张仲景而已涉今秤，若用古秤，则水为殊少矣。按苏氏《本草》，唐高宗所命群臣详定者，则此说亦必有所据也，然恐谬说不足信也。何以言之？倘如其说，则仲景诸方斤两用其半，而升合全用也，如小柴胡汤，以柴胡为君，余药为臣使，柴胡半斤即八两，用其半为四两，约之当今十二钱弱。半夏半升全用为四两半，约之当今十三钱五分，则臣使药反多于君药，于理不通，故知苏氏之说不足信也。

东垣曰：古云三两即今之一两，云二两即今之六钱半也。按此说一出后，诸家皆以为法，不知比误以玉秤为古秤也。玉秤，宇文周秤，而非汉古秤也，详见《度量衡考》。

李时珍曰：古之一两，今用一钱可也。今按历代之秤，无如此者，恐无稽之言也。耕铭按：中医研究院等编《简明中医辞典》、江苏新医学院编《中药大辞典》附篇均据吴承洛《中国度量衡史》记载谓东汉一两折合为今13.92g；范文澜《中国通史简编》、国家计量总局编《中国古代度量衡图集》均记载汉代一两为15.6g；邱光明《中国历代度量衡考》记载西汉一两合15.5g；徐灵胎、陈修园、钱天来、张锡纯、曹颖甫、章太炎都认为一两等于三钱，也就是9g。

修治辨

　　凡欲用仲景之方者，不可不详其修治之法也。夫仲景之用药也，桂枝去皮，去粗皮也。诸方皆用桂枝，不用厚桂者，以其气味醇烈也。盖桂枝去粗皮，其内皆辛甘，厚桂虽去粗皮，而其中无味者厚，其有味者只里皮一层耳。比诸桂枝，虽同其铢两，而其气味之实不及桂枝三分之一矣。后人谓桂枝发散、桂心达里、肉桂温下者，皆强好理解，极穿凿者也。噫！自宋以来，医家之驰于浅理、昧于实事类此者甚多，学者熟读古经，勿流其习焉。耕铭按：余临床喜用上油桂去粗皮、捣碎。麻黄去节、先煮其沫，耕铭按：古人麻黄去节，今之麻黄饮片通常不去节，因节中生物碱含量最多，故今临床麻黄用量宜略少于古时用量。另沫中多不溶性之麻黄碱，撇去可减轻麻黄诸多副作用。甘草炙，无生用者。耕铭按：古之炙甘草乃用火烤干之甘草，非蜜炙甘草，实为今之生甘草也。生姜切，大枣、山栀子俱擘，杏仁、桃仁俱汤浸去皮尖及双仁者，或有炒者，有熬黑研者，并宜如法修治。半夏洗，洗去土与皮也。大黄去皮酒浸，浸字多作洗，义同。厚朴去粗皮炙，枳实水浸去穰炙令黄，吴茱萸汤洗七遍，去苦汁也。牡丹皮、麦门冬、天门冬俱去心，猪苓去黑皮，蜀椒去子炒出汗，《本草》曰：吴茱萸、蜀椒闭口者，有毒杀人。附子去皮破八片，生用者，不炮用也。但今附子皆盐藏，宜水浸三四日，每日换水，出盐味用之。炮者用湿纸包之，投灰火中炮熟，通身水黑色用之，乌头、天雄亦同。今药店无乌头，而其所谓川乌头者，即华产草乌头，非真川乌头也，慎勿用之。川乌头即附子母，其气味功用不甚相远，故若川乌不能得，则以附子代用可，不得已故也。香豉、石膏、滑石、代赭石俱碎绵裹绵裹未详，䗪虫熬去足，虻虫去翅足，葶苈子熬捣，瓜蒂熬黄，水蛭、牡蛎、商陆白者可用，赤者有毒、芫花、蜣螂、鼠妇俱熬，巴豆去皮心熬黑研如脂，黄连去须，黄柏去粗皮，蜀漆暖水洗去腥，海藻水洗去咸，黄芪去芦，百合劈，雄黄研，鳖甲炙，石苇去毛，蜂巢炙，鸟羽一本作鸟扇。烧，干漆炒出烟，云母、矾石俱烧，乱发烧，或有生用者。皂荚刮去皮弦，或涂酥炙，或炒黑，并宜如法修。狼牙炙香，诃黎勒煨煨，一作煅。仲景之法如斯而已。若夫有毛者、有苗者、有芦者、有浮皮者、有土砂者、有腐枯者、有他物相杂者，皆尽择之、刮之、洗之、去之，令其洁净，则固不待言矣。又宜辨真伪，分好劣，必取新鲜气烈味醇者焉。予常从此法，不如宋元以来诸法，以治病得效甚速。今之医，率拘夫六陈八新^①之说，或泥于头尾、支干、嫩老、生熟随制各殊用之浅理，妄用炒、炮、煮、蒸，妄用酒、酢^②、酥、蜜、盐、姜、童便及诸药汁浸涂，随其所好修制，令药损减其气味性功，可谓为巧反行拙也。噫！非深知者难与语斯旨矣。耕铭按：是以余临床之用药皆为生药、原药，不杂以拙巧修治之品也。

---

① 六陈八新：传统经验贮藏有"六陈八新"的做法，具体"六陈"是：吴茱萸、半夏、陈皮、狼毒、枳实、麻黄。"八新"是：紫苏、薄荷、菊花、桃仁、赤小豆、泽兰、款冬、槐花。
② 酢（cù）：同"醋"。

医经解惑论

卷之下

约发汗法 并不可发汗诸证

　　夫诸病脉浮、头痛、发热、恶寒，皆邪气在表者也。凡诸病见此证一二者，皆名曰表证，或曰太阳病。然有汗者为表虚，邪伤卫也；无汗者为表实，邪伤营卫也。皆因外感风寒湿气，其邪客于三阳经所致也。凡邪之在表者，法当用发表解散之药以出汗，即邪气从汗而去。汗者津液之所化，津液即饮食之精微，抱阳气以滋营周身脏腑者也。夫人元阳盛，胃能化饮食，脾能归输之，则津液四布，脏腑百体赖此长养焉。若夫饥饱失宜，劳役不节，胃、肾之阳由此衰，饮食之精气不盛，津液不四布，则脏腑百体皆失所养，内邪易伤，外邪易感，百疴蜂起矣。是以仲景开口则言阳气，言胃气，言津液，其或言阴气，言营卫气血，亦不外斯阳气津液也，人身之至宝莫大焉，故出汗之法，不可不慎也。耕铭按：胡希恕先生认为气分和血分分成阴阳，体液也是属于气分的，古人说的阳气指的就是精气，就是血液、津液，脉外的津液，脉内的血液。可以认为津液是有阳气的功能体，津液随阳气并行而发挥作用。从阳气津液的角度认识六经时亦别有风景。李赛美教授也总结出《伤寒论》的核心论治特点为扶阳气、保胃气、存津液。后世医家或认为阳气为主，或津液为主，其实都是比较片面的，阴阳其实并不分家。我们也可以尝试从津血代谢的角度来概括六经病机：太阳病，在表的津液阳气充实被困；少阳病，半表半里血弱气尽，有水饮邪热；阳明病，在里的邪热为主，耗伤津液；太阴病，在里的阳气虚衰，津液不行而为寒饮；少阴病，在表的阳气津液不足被困；厥阴病，津液阳气均呈现明显不足，有寒饮邪热。

凡发汗大法有六：

一曰里和表病者，当直发其汗。里和表病，谓脏腑和平无病，而唯表受邪者也。治之须审其虚实，表虚者发汗补其表，桂枝汤诸证是也；表实者发汗泻其表，麻黄汤、各半汤、桂枝二麻黄一汤诸证是也。若夫阳明之桂枝加葛根汤、葛根汤，少阳之小柴胡汤、柴胡桂枝汤，亦从此法而变也。又有表虚无汗似表实者，桂枝汤诸条不言汗出者是也；耕铭按：桂枝汤证是不一定汗出的，"汗出""不汗出"都可以从侧面反映出太阳表的津液代谢情况，具体到实际临床诊疗上，体质和病势要优先于体征去考虑。表实汗出似表虚者，麻杏甘石汤及用麻黄诸条不言无汗者是也。耕铭按：麻黄重不在发汗，要在"开鬼门"也。至于汗解与否，取决于病人当下津液阳气虚实盛衰之态势也。夫表虚有汗者，卫受邪失固也；表实无汗者，邪热闭于皮表也。此为证之常。若表虚而无汗者，卫受邪不能发达津液，以其人皮表津液素少故耳；耕铭按：脾胃之大海虚衰枯涸而涌动周流无力也。表实而有汗者，邪热熏蒸津液，以其人皮表津液素多故耳。耕铭按：外界和体内冷热刺激未激化皮肤腠理之应激状态，故在表之气血输布所受郁遏不甚，而里实热熏蒸皮毛，津液随之外泄以泻里热是也。此为证之变，汗之有无虽异，而其他兼证色脉必有同处，详之为得也。耕铭按：此希哲过人之处也。

　　二曰里虚表病者，当先补其里，后乃解其表。里虚表病，谓脏腑气血素虚衰而其表受邪，或表受邪后劳役犯房，或七情及饮食失节，误服药而其里暴虚者也，此即诸书所谓内伤夹外感，外感夹内伤者也。治之须别阴阳：阴虚者补其阴，小建中汤、芍药甘草汤、二方补中焦脾阴虚。炙甘草汤、补上焦心肺阴虚。肾气丸补下焦肾阴虚。诸证是也；阳虚者补其阳，理中汤、甘草干姜汤、黄连汤、生姜泻心汤、半夏泻心汤、甘草泻心汤、旋覆代赭汤、乌梅丸、以上诸方补中焦胃阳虚。四逆汤、四逆加人参汤、茯苓四逆汤、真武汤、芍药甘草附子汤、干姜附子汤、白术附子汤、赤石脂禹余粮汤、以上诸方补下焦肾中元阳虚。桂枝甘草汤、桂枝去芍药汤、禹余粮丸、桂枝加桂汤、苓桂术甘汤、苓桂甘枣汤、茯苓甘草汤、小青龙去麻黄汤以上诸方补上焦膻中阳虚。诸证是也。先补其正气，令其盛，正气既盛则营卫自张于外，而邪气之微者解围自去，不须行解散。若邪气阻滞不解，或其表证反增剧者，是正气既复，与邪气拒争也，于是乃可行解散，其效犹吹灰摧朽也。耕铭按：《伤寒论》94条：太阳病未解，脉阴阳俱停，必先振栗汗出而解。《伤寒论》101条：凡柴胡汤病证而下之，若柴胡证不罢者，复与柴胡汤，必蒸蒸而振，却复发热汗出而解。此皆正气来复，托邪外出之佳象也。下利身疼，先用四逆汤，后用桂枝汤；伤寒阳脉涩、阴脉弦，先与小建中汤，不愈者与小柴胡汤，是示其例也。用桂枝、柴胡以示其例，而不用麻黄者，有深旨存焉。许叔微之医案有先用建中汤调营，后用麻黄汤而愈者，盖似是而非也，此但妄用而偶中耳。凡诸氏之医案如此之类多矣，学者潜心焉。又有里虚而表邪半陷于里者，其病或专见里脉、里证，而微兼表证，或专见表脉、表证，而微兼里证，或里证见表脉，或表证见里脉，或表里脉证并见，治宜兼用解散补中，桂枝加芍药汤、桂枝人参汤、桂枝新加汤、桂枝救逆汤、桂甘龙蛎汤、桂枝加附子汤、桂枝去芍药加附子汤、桂枝附子汤、甘草附子汤、已上诸方，表里兼补之剂也。麻黄附子细辛汤、麻黄附子甘草汤、麻黄升麻汤已上三方，补里泻表并行者也。诸证是也。

三曰里实表病者，当先解表，后乃攻其里。里实表病，谓邪热宿食结实于胃中，见阳明内实脉证，而表邪尚未尽解，兼见头痛、身疼、恶风、恶寒等证者也。四证之中，但兼见一证便是里实表病也，不必悉具。此为太阳病外证未解，为二阳并病太阳未罢，为阳明病表未解，先用桂枝汤以解表，后以三承气汤下之诸证是也。用桂枝而不用麻黄，亦有深旨焉。耕铭按：此深旨似暗合《金匮》厚朴七物汤之微义，启上焦心阳以开下焦小肠腑之郁遏，实寓仲景升清降浊之妙法也。若夫少阳、阳明合病，先用小柴胡汤以解外，后乃用大柴胡汤、柴胡加芒硝汤以下之，及蓄血、痰隔、心痞、结胸等表未解，先用桂枝汤以解外，后乃用桃核承气汤、十枣汤、大黄黄连泻心汤、大陷胸汤以下之，亦皆从此法也。若不先解表，遂攻其里，则表邪乘虚复入于里，以致变坏病焉。若少阳病兼里实，即阳明、少阳合病。及表邪半陷于里，且兼里实者，解表攻里相兼施之。盖少阳虽属表，而其病在胆，表邪半陷于里者，其病在太阴，二者俱与胃腑相逼近，难以先后分治，故解表攻里相兼施之也，古人或以此证为表未解里又急也。谬也。此非里又急，但表里逼迫不可分治者耳。大柴胡汤、柴胡加芒硝汤、柴胡加龙骨牡蛎汤、桂枝加大黄汤诸证是也。其他里实表病诸证，皆先解后攻，所谓表病皆在皮肤，不与胃相逼近故也。耕铭按：凡遇少阳，必逼近于脾胃、焦膜，故宜以少阳为枢兼而治之，或太阳兼少阳，或少阳兼阳明，或三阳并病、合病，或少阳转出少阴，皆当依从此法。

四曰里滞表病者，当双解表里。里滞者，谓内热、痰饮、酒客、宿食、气滞、瘀血、上实也，或素有里滞，气血不流畅，腠理不密，而受外邪，或外感邪，而气血怫郁，加之饮食、七情、服药之误，以致里滞。其病表里兼见者，是谓里滞表病。如是者单解外邪，则与里滞相引不去；单疏里滞，则表邪乘虚复内攻，非内外同时攻不可。但蓄血、痰隔、上实三病，不须双解，盖蓄血、痰隔二证，结实有形，故从里实表病之治法。内热、宿食、结实则为里实。凡诸病结实者，为实；不结实者，为滞。此实与滞之分。上实者直吐之，不用解，以吐中自有发散故也。凡双解表里，表邪重里滞轻者，多解表药而少治滞药；表邪轻里滞重者，少解表药而多治滞药，大青龙汤治表邪重里滞轻者、桂枝二越婢一汤、麻杏甘石汤治表邪轻里热重者、葛根芩连汤同上、小青龙汤治表邪多痰饮少者、茯苓甘草汤治表邪痰饮同等且阳虚、五苓散治表邪少痰饮多者、桂枝加厚朴杏子汤治表邪夹气滞诸证是也。耕铭按：表里调平问题不可不察也。其他酒客、宿食诸病，亦宜从此例处治。

五曰里病作表证者，但当治其里，即表证不治自除。里病者，里虚、里实、里滞也；作表证者，作头痛、发热、恶寒、恶风等证，而或似表虚，或似表实也。凡里虚做表证者，或因里虚而表气有余不行，或里虚而表气亦弱，不胜外风，乃作表证，非外邪伤袭也，故单补其里，则阳气自达于表，表气调和而表证自除。所谓脉浮数者，法当汗出而愈，若身重心悸者，不可发汗，当自汗出乃解。所以然者，尺中脉微，此里虚，须表里实，津液自和，便自汗出愈，及病发热、头痛、脉沉，若不差，身体疼痛，当温其里，宜四逆汤，皆示其例也。若里气既复，而表证尚未解，宜微解和之；吐利止而身疼不休者，当消息和解其外，宜桂枝汤和之，此但发扬里气令达表耳，非其解外邪，故曰和。是示其例也。里实里滞之作表证者，盖里有实滞，其气不发达，表气由此不行，或表气由此失固，不胜外风，则俱见表证，非真中外邪也，故单攻其实滞，则里气调和，而其气乃达表，表气亦健运，表证不治自除。所谓伤寒不大便六七日，头痛有热者，与承气汤，及伤寒四五日，脉沉而喘满，沉为在里，此里实作表证者也；伤寒脉浮滑，此以里有热，表有寒，白虎汤主之，及白虎加人参汤证之恶风，皆里热作表证者也；桂枝去桂加茯苓白术汤证之头项强痛，翕翕发热，无汗，此停水作表证者也；十枣汤证之头痛，此痰隔作表证者也；酒客病之，不可与桂枝汤，此酒客作表证者也；抵当汤证之表证尚在，此蓄血作表证者也；瓜蒂散证之如桂枝证，此上实作表证者也。以上诸证皆示其例耳。若夫气滞、宿食之作表证者，亦可以例推矣。耕铭按：此条之解甚妙。百年之前，于古书中似遇知音，纵斯人已作古，亦难掩吾心中之欣慰矣。

六曰表病作里证者，但当治其表，即其里证不治自除。表病即表虚、表实也，作里证，或似里虚，或似里实、里滞，或似上实也。表虚作里证者，盖表虚则里气亦由此弱而失固，则作里虚证，若里气弱不健运，则作里实里滞证。其病虽有里虚里滞之异，而其本因表虚则同，故但发其汗，补其表，则里气随和，里证不治自安。太阴病，脉浮，可发汗，宜桂枝汤，此表虚似里虚者也；伤寒不大便六七日，头痛有热，其小便清者，宜桂枝汤，及病人烦热汗出则解，又如疟状，日晡发热者，属阳明，脉浮虚者可发汗，宜桂枝汤，此表虚似里实者也；太阳病，外证未解，脉浮弱者，虽有里虚证不可补，虽有里实证不可下。可以汗解，宜桂枝汤，此通虚实示其例也。耕铭按：又如《伤寒论》68 条：发汗，病不解，反恶寒者，虚故也，芍药甘草附子汤主之。

此表虽解而现表阴虚，表阴虚而致里阳虚之证也。表实作里证者，盖表受实邪而怫郁，则里气由此不和，若里气由此失固，则作里虚证，由此怫郁则作里实、里滞证，其病虽有虚实之异，而其本因表实则同，故但发其汗，泻其表，则里证不治自安。太阳与阳明合病，必自下利，葛根汤主之；若不下利，但呕者，葛根加半夏汤主之，此表实似里虚者也。太阳与阳明合病，喘而胸满者，不可下，麻黄汤主之；阳明病，脉浮，无汗而喘者，发汗则愈，及二阳并病，面色正赤，躁烦不知痛处，乍在腹中，乍在四肢，按之不可得，短气但坐，脉涩，更发汗则愈，宜用各半汤。及阳明病，面合色赤，不可攻之，此表实似里实者也。若夫表病似里滞、上实者，亦可以例推矣。

夫仲景之圣法如此。噫！后世发汗解肌之诸方，虽异药殊名，而要之不能外斯六法也。但以其不精究仲景，其制多驳杂耳，故果善究此六法之旨，则天下何方不可辨？何病不可药？学者宜致思焉。耕铭按：就好比谭杰中所说：你的中医理论如果真正确的话，就应该能解释并应用于一切有效验的方子，如果解释应用不了，那只能说明自己本身有问题……

大法春夏宜发汗论

仲景曰：大法春夏宜发汗。按：此语医术之至要，万病之关键也。盖既曰大法春夏宜发汗，则秋冬不宜发汗可知也。今试论之。

夫春夏之为时也，阳气上达，行暄热之令，万物由此生长，人亦从斯令，其身之阳气亦能升，四肢百体得养焉。且阳主发泄，故凡人遇春夏，则腠理疏开而汗易出，风、寒、湿、热之邪易于侵入，邪气一侵入，则营卫不流畅，而阳气之升不盛，遂见头痛、发热、恶寒等证焉。盖诸发汗解肌之药，其味辛甘，其体轻浮，其性升发而助阳气，阳气一升则营卫盛、津液发达，邪气乃从汗而解也。此仲景示人以诸发汗解肌之法，为里和表病者之设，而非里虚表病者之所宜也。

若夫秋冬阴气用事，主收藏，行凛冽之政，万物由此闭蛰，人亦从斯令，阳气内秘，腠理致密，而邪不易入。当此时感于邪者，非夫里和表疏而邪易侵之比也，必也因饥饱失时，劳役不节，元阳由此衰，脾胃由此弱，饮食之精气不盛，使卫气不能温分肉而充皮肤、肥腠理而司开阖，邪气乘虚侵入矣。夫如是者不恤其脾胃之虚、津液之少，而妄用发汗解肌之剂，则素少之津液阳气尽飞越于外，里气顿空，致种种病变难以名状，轻者引日，重者至死。仲景曰"冬时发其汗，必吐利，口中烂生疮"，是示其一端也。虽间有邪去病愈者，而正气受伤，后日致不测之患焉。故秋冬感外邪者，须详脉证，补脾胃、固阳气为主，脾胃一强，阳气一复，则营卫自盛，津液发达，微邪解围自去，不须复用解散之药矣。若大邪阻滞不去，乃可议解散焉。

此仲景所以立发汗大法于春夏，而不行于秋冬之微旨也。惜乎王叔和，妄为撰次作《伤寒例》，而后之诸贤为其所眩，不能复得仲景之微旨，而或以《伤寒论》为秋冬即病风寒二证之治法，或立温热清凉随时世异宜之论，或言春夏用桂麻须加凉药，或言春夏不宜用桂麻，画蛇添足，隔靴抓痒，纷纷议论，不胜其多。耕铭按：又如后世"夏月香薷胜麻黄"之谬论，可笑矣。后之愚医陶节庵、龚云林之徒，于其麻黄汤、桂枝汤即升麻发表汤、疏邪实表汤。之方下，漫题冬月正伤寒，冬月正伤风。今之医谨奉其教，冬月用之往往取败，是以恐不敢复用，不惟不用，并其书废之。遂以仲景之金经为支离缺裂、一偏无用之书，玄圣之神方匿于函中，近世之妄籍盛行于世，天下之苍生多受其殃矣。岂不悲哉！幸近代方中行，稍知其弊，自著《条辨》，首删去叔和序例，可谓卓见矣。及至喻嘉言驳之，程郊倩贬之，然后人亦略知之。然而方、喻二氏，唯知叔和之误，而不知仲景之旨。如春夏宜发汗之大法，亦以为叔和之所述，因措而不取，如此者疏漏不少，误注亦多。如程氏书，虽多附会，而其见识超迈，得仲景之旨者颇多，非方、喻二氏之所能及也。其注此条曰：春夏宜发汗者，发汗有助宣阳气之功，等于春夏之发生长育者。然窥其意，亦责重在桂枝汤。今人书以麻桂二汤作春夏禁药，其轻于畔经者，由其重于遵例也。此程氏之所以卓越于诸氏，而得仲景之旨也。

或曰：如子之说，则桂麻二汤，似为春夏之良方，而秋冬之禁药。然而今也，有冬月用之取神效，春夏用之反致烦躁、狂谵、斑黄、衄血等变者，何也？

曰：夫富人逸客，身无出汗之劳，心无忧贫之苦，奉养甚厚，口饱肥甘，身足轻暖，围炉张帐，重被厚褥者，虽秋冬而有春夏之气存焉。又素禀壮实，阳神内盛者，虽常劳苦，亦不至虚其里焉。《内经》曰"黑色而皮厚肉坚固，不伤四时之风，必重感于寒，外内皆然乃病"是也。如是二种人，则秋冬幸得夫二汤，告即效耳。若夫春夏用之反致变者，必里虚里热之人也已。夫脾、胃、肺、肾素虚，阳气衰少者，虽春夏犹有秋冬之气，如此而感邪者，当先补其里，如建中、理中、复脉、四逆是也，而反用桂麻，则素衰之阳气尽飞扬于外，内虚而外实，乃致夫斑黄、狂谵、烦躁、衄血等变矣。若素有里热而感邪者，当用辛凉双解，如大青龙汤、白虎汤、葛根芩连汤、小柴胡汤是也。若误用桂麻，则辛热亡液，阴气受伤，邪阳益炽，冲突经络，奔迫气血，亦致夫斑黄、狂躁、失血等变矣。如此二种人，于春夏犹然，况于秋冬乎？且如夹食、夹气、夹痰、夹酒之病，亦非桂麻之可独用也。

然则秋冬之有效，暗合舍时从证之权道，而春夏之有害，斯不详脉证所因之谬耳。耕铭按：《内经》云"观权衡规矩，而知病所主"是也。以其有效立法，以其有害立戒，以违圣人之大法，所谓守株而待兔，惩羹而吹齑①者也。遵其法，守其戒，不复善读仲景之书，徒啜前人之涎唾，而著数卷之书，所谓一犬吠虚，而万犬吠声者也。耕铭按：所谓"黄钟毁弃，瓦釜雷鸣"是也。今天下充栋之医书，用之无功，徒为阁上之美观者，以此故也已。昔徐镕之著《辨惑论》有云：今世凶险之徒，粗知字义，辄撰医法，未阐轩岐，不面仲景，如《金匮钩玄》之钩镰人，

---

① 惩羹而吹齑（jī）：即惩羹吹齑。被热汤烫过嘴，吃冷食时也要吹一吹。比喻鉴于以往的教训，遇事过于小心。羹，用肉、菜等煮成的汤。齑，细切的冷食肉菜。

《古今医鉴》之为医剑，《诸证辨疑》之变于夷，与夫《医学入门》之未入门，《万病回春》之刑于春，《医学正传》之失其传，诸如此类，不可枚举。余始闻其言大惊，后读其诸书，乃知徐氏之言诚当也。噫！著书立言者，可不慎哉？

大法冬宜温论

或问:《伤寒论》曰:大法春夏宜发汗,春宜吐,秋宜下。《玉函》及《脉经》又有大法冬宜温热药及灸一条,《伤寒论》中无之者,脱简耶?

曰:夫汗、吐、下三法,此治实之设也。温,暖也,又养也,不寒不热之谓温,此治虚之法也。人身之生也,以温立;其病也,因寒与热而起。治法:寒者热之,令温;热者寒之,令温,非温无以有其生也。凡人之病,病于寒者多,而病于热者少;虚者多而实者少。而其治实也,在表者汗之,在上者吐之,在里、在下者下之。外此皆虚也,虚则可温养耳。《难经》曰:实实虚虚,损不足,益有余,此者中工之所害也。顾实实、益有余者其害犹可救,至夫虚虚、损不足者其害难救。汗、吐、下之法可不慎哉?仲景立三法于三时,而示其可不可者,所以慎之也。若夫温法,凡虚者皆可用,其用固博,非汗、吐、下之比也，岂可设法于冬一时哉？经曰：不能治其虚，安问其余？《伤寒论》不言温者为此也，非脱简，《玉函》《脉经》皆有之，盖叔和之附笔耳。不独此也，至夫可灸、可刺、可水、可火诸篇亦然。其曰大法冬宜温犹可，至热药及灸四字，则陋劣极矣，善读仲景者知之矣。

桂枝汤、麻黄汤论

桂枝汤治表虚，麻黄汤治表实，其法旧矣，然其义则诸氏之说懵然。夫表虚者，头痛、恶寒、发热、汗自出、脉浮弱者是也。凡表虚诸病，其人体气素怯弱，虽里和无病，而其里气不足以固其表，故遇微寒微风，便着为病，《内经》曰"怯者着而为病"是也。仲景治之以桂枝汤，一名阳旦汤，立方之旨，桂枝木皮为固外之物，其味辛甘，其性温热，《内经》云：辛甘发散为阳。又云：发表不远热。以桂枝木皮辛甘发散而达表，以其固外之性，能闭表而止汗，表虚而有邪则托出之，无邪则但补其表，补表则营卫盛，心肺气充，膻中之阳乃盛，故仲景每补上焦之阳，皆君用之。耕铭按：桂枝实乃固肺卫、温心阳之佳品也。肺卫、心阳皆达于表而筑一身大表之正气，故表虚证常用桂枝也。芍药酸寒，能益脾阴；甘草、大枣甘温，能补胃阳。《内经》曰：脾主为胃行其津液。盖表虚虽因心肺不足，而其本在脾胃，桂枝虽发散而补表，然非借脾胃津液，则难成其功矣。故以芍药为臣，甘草、大枣为佐。生姜辛温，能发越胃气，佐桂枝达表，故以为使。此方但为里和表虚者设耳，若脉浮紧，发热无汗，及里气虚、津液少之人，误用之，为害非轻。

　　夫表实者，头痛、恶寒、发热、无汗、身体疼痛、脉浮紧者是也。凡表实诸病，其人脏气素壮实，常时风寒不能着而为病，经曰"勇者气行则愈"是也。其或劳役跋涉，或遇温热之气，一时腠理不密，而风、雨、寒、湿感之深重，其邪乃中表里，太阳、少阴俱受之，然脏气素盛者，暂时里阳自复，中里之邪不能留于少阴，乃随经浮出于太阳，而初中表之邪在卫分，后浮出之邪在营分，营卫俱病，经气凝闭，遂成太阳表实病矣，《内经》曰"其皮厚而肌肉坚者，必重感于寒，外内皆然乃病"是也，耕铭按：表实、表虚本无质的区别，不过是谁成全谁的问题。其与中于风、伤于寒亦无直接联系，本是"度"的问题。人体对外界反应的应激太大，反而欲速则不达，气血过盛而壅滞体表，造成能量郁遏，就会出现表郁；对外界反应的应激不够，托邪无力，愈托愈虚，就会出现表虚。太过与不及，就会得病，刚刚好的时候，风、寒、暑、湿、燥、火怎么搞身体都不会"理睬"它。一旦内（人体应激反应太过与不及）外（无处不在之致病因子）因皆俱，此之谓"内外感召"，人由此得病。仲景治之以麻黄汤。麻黄草叶为内空外粗、体轻性散之物。继洪曰：有麻黄之地，冬不积雪。此其温热发散之性然也，故君之以发散经中凝闭之实邪。臣以桂枝者，一以羁麻黄慓悍之势，使之徐达于表，则经隧屈曲之间，无遗邪之患焉；一以发汗闭其表，则无汗多亡阳之变矣。耕铭按：麻黄汤证，就好比盛有热水而突遇低温环境的杯子。麻黄汤用桂枝温阳通络，不就是加热"杯里的水"吗？用麻黄开腠理，不就是用力拧开杯盖吗？由此观之，桂枝配伍麻黄妙在于桂枝温补心阳肺卫，内寓麻黄启郁之力；麻黄腾调郁阻之渠，借桂枝之阳外宣凝滞之表也。希哲所云"一以发汗闭其表，则无汗多亡阳之变"，实葛根汤中芍药之功矣，非桂枝之劳。细察麻黄汤与葛根汤，麻桂比例皆为三比二，而发汗之力截然不同，盖芍药之差也。若宜峻汗，则去芍药，于大青龙汤可参。佐以杏仁者，盖肺主皮毛，表受实邪，则肺为之不利，多见喘咳、胸满等证，杏仁辛甘能利肺气。耕铭按：麻黄配杏仁，专于宣肺、透表、利水道也。使以甘草者，能调和诸药，无过、不及之偏，而不伤正气也。耕铭按：仲景于麻黄汤中加甘草，取其佐制津液过泄之用也，甚者可加干姜（阴性体质）、芍药（阳性体质）。如少阴表证之麻黄附子甘草汤，为防麻黄耗津伤阳之弊，余常于此方中另加干姜一两半，用之甚妥。此方但为里和表实者设耳，若里虚津少，及表虚而无汗，脉浮弱者，误用之，立见祸，用者详之。

或问：桂枝、麻黄俱表药，于里无关，而今于里气虚、津液少者，并禁二方，何也？

曰：此不独二方，凡诸发汗解肌之药，皆在所禁。耕铭按：非"药"，实"方"也。亦如桂枝一物，佐麻黄可达表宣郁散邪，佐附子可温通心肾之阳，似如中药之"哪吒"，上天、下海，无所不能，列为所禁者何哉？希哲此处之论，当活看矣。夫药之达表散邪也，非其药直自到也，必先入于胃，引扬其里之血、气、津、液而后到于病处矣。耕铭按：气、血、津、液，盖禀受于五谷精微，赖脾阳之运化输布矣。后天脾阳根于先天之肾阳，故炙甘草汤、建中汤、桂枝人参汤、新加汤等补虚诸方皆用桂枝以促阳化而致阴生也。此以其脾胃强，血、气、津、液盛，能送其药气也。若脾胃虚，血、气、津、液不盛者，虽用之而不能送之到于病处，反为药所困，或送之到于病处，而其药势所牵，素少之津液飞扬于外，其里顿空，轻者引日，重者至死，虽间有邪去病愈者，正气受伤，异日致种种病患焉，故里虚津少之人所宜禁也。耕铭按：阳逆阴衰以启阳归位致阴化生，阴盛阳微以散阴致阳温煦，桂枝一用，此处最微，实法于人体之大作为，非药物一己之力也。

又问：尝闻芍药、甘草、姜、枣皆补脾胃生津液者也，今桂枝汤中皆用之，其发表者，一味桂枝耳，然则虽里虚之人，用之何害？而禁之何也？

曰：桂枝虽辛甘，其发表之力烈；芍、甘、大枣虽补里，而其力和缓。且生姜之辛，亦能发表出汗，其力不缓，观今人多啖之即汗出，可见也。如小建中汤方，以三两桂枝、生姜，合诸六两芍药、三两甘草、一升胶饴、十二枚大枣，而后乃得不专其发散，但能行甘酸之滞，升发脾胃气，而补其里、建其中焉。今桂枝汤方，桂枝、生姜、芍药各三两，甘草二两，大枣十二枚，而无胶饴。夫以补之缓者，等之于发之烈者，则虽欲补其里，不可得也，但足以防其里之虚耳。故用诸里和表虚者，则能助诸里气而达于表，能散邪补表而不至再虚其里焉。若用诸里虚津液少者，则其所损多于所益矣，如之何其不虚且变？《坏病篇》曰"伤寒脉浮，自汗出，小便数，心烦，微恶寒，脚挛急，此脾胃虚，血少者也。反与桂枝汤，欲攻其表，此误也。得之便厥，咽中干，烦躁，吐逆者，作甘草干姜汤与之，以复其阳"云云，禁桂枝汤诸证甚多，余皆类聚之《太阳中篇》可考。可见桂枝汤能补表不能补里也。从来诸医，以仲景所述不可发汗诸条为麻黄之戒者，昧哉！李梴《入门》曰：不可汗诸证，俱宜和解。其所谓和解者，指桂枝汤、实表汤、冲和汤、解肌汤、和解散类也。吁！世之不熟读仲景书，徒拾诸人之涎唾而著书者，往往如此，可谓贻祸于后者也。耕铭按：治疗表证与发汗并无必然联系，不能将桂枝汤误以为发汗解表之方。盖仲景之表证，包罗万象矣，单论之以发汗，岂不蠡测乎？又加之以条文伪注篡改之误导，仲景表证大法几近失传矣。

或曰：子之辨已详，然而犹有可疑者。夫桂枝之补表，犹且用芍、甘、大枣以防其里之虚焉，如麻黄汤之泻表，则宜防其虚倍彼，今用三两麻黄、二两桂枝、七十个杏仁，而甘草止一两，何不恤其里虚之甚也？

曰：表虚之病，因其人体气素怯弱，虽里和而其里气不足以固其表，故单引其里气以充其表，则其里又不足，是以补表必兼补其里也。若夫表实之病，因其人素壮实，轻浅之邪不能着而为病，唯深重之邪伤侵为病也。邪气深重则里气虽盛，不能自达表去其邪，必藉猛峻之药势，乃能发散其邪也。然以里气素盛，不藉补药之力焉，此麻黄汤之所以专于宣发，而不虑其里也。

或问：桂枝汤何以一名阳旦汤？

曰：阳者，日也；旦者，朝也。旦字，从日始出地上形。桂枝汤发扬阳气，解散外邪之功，犹朝日一出，地上阴雾消散也。耕铭按：心部于表之大阳凭凌脾胃中土之气蕴而得以周流温煦全身经脉，此阳旦汤之方义也。成无己曰"阳旦，桂枝汤别名也"是也。方中行谓阳以风言，旦，晓也，言似中风分晓。此以阳旦为病名，不知仲景明有阳旦汤之言，阳旦汤之言，见《妇人篇》中。可谓粗率也。若夫朱奉仪以桂枝汤加黄芩为阳旦汤，加黄芩、干姜去生姜为阴旦汤，阴旦、阳旦由来，《千金》已有其方。耕铭按：《辅行诀》亦载。喻嘉言加黄芩为阳旦汤，加桂枝为阴旦汤。夫阳旦之义固通，阴旦之义甚不通。吁！此辈不知字义，焉知仲景也？不知仲景而漫著书，所以贻祸于后世也。痛哉！

或问：尝闻桂枝汤主治风伤卫，麻黄汤主治寒伤营，风寒伤营卫，大青龙汤之所主治也。今子以麻黄汤为营卫两伤之主药，何也？

曰：子之所闻出于成氏妄说，而后之昧者雷同附和者也。夫风伤卫者，固桂枝汤之所主也，如寒伤营者，即少阴病，附子汤、四逆汤、真武汤、白通汤所主是已。唯风寒两伤、营卫俱病者，麻黄汤主之。宋板《伤寒论》明载：脉浮而紧，浮则为风，紧则为寒，风则伤卫，寒则伤营，营卫俱病，骨节烦疼，当发其汗，宜麻黄汤。成氏以其不合己说，故窃删去之，其罪固大矣。若夫大青龙汤但治麻黄汤证之有里热者耳，噫！自宋至今，未有一人辨知之者，可见中国亦乏明眼之人也。清程应旄以大青龙汤证为中风夹温邪，亦画出新样一葫芦，可笑！

夫外感、内伤相兼者，当先补其内，后乃解其外，仲景论中其脉证、治方悉备矣。今之世异于此，或先散后补，或先补后散，或补散兼用，然其先补后散亦不用仲景之方也，其残害苍生者，可胜言哉？原其由来，仲景之书不明于世故也。

王履《溯洄集》曰：东垣李氏《内外伤辨》一出，而天下后世始知内外之伤有所别，仲景之法不可例用。此可以见其久不明矣。是使天下后世徒知东垣独有内伤之论治，而不复知仲景之详悉，乃废其书，并东垣之本意不明于世者，实由丹溪也。夫东垣者，读《内经》《难经》，而略知仲景之意者也。观其著《辨惑论》《脾胃论》之意，盖欲引《素》《难》之要言，以发仲景之余意也。其所论述，虽多牵于师承，染于时习，不能纯正，然未至失其大体矣。其书不多引仲景之说者，盖欲以此二书与仲景二经并行也。故其言曰：仲景药为万世法，号群方之祖，治杂病如神，后之医者，宗《内经》法，而学仲景心心字甚有意味，可以为师矣。其辨内伤、外感之法，专为内伤、外感相兼者而发焉，盖欲使后之医者，一见内伤不足之候，虽外感有余证具，勿用发散和解，但先补其内，非啻辨有内伤而无外感，有外感而无内伤也。其立补中益气汤，亦欲与夫小建中汤、理中汤辈并行，以治饮食劳倦损伤脾胃，心火由此盛，肺金由此衰，表气失护，不任风寒，遂致脉洪大，或涩数，或时一代，身体懒惰，口失滋味，或为渴，恶寒发热，头痛身烦，气高而喘等证，似夫外感有余证者，非欲守株此一方，尽治内伤不足诸病，及从六经见证，加减尽治外感夹内伤诸病也。但以其论辞烦简不整，意旨多不明，自非深究仲景，而后熟读其书，不能通其本意矣。惜乎其门人罗谦甫、王进之之徒，不再发明其旨，遂使丹溪作两岐之说也。

丹溪曰：仲景之书详于外感也，东垣之书详于内伤也。又曰：外感以发散，仲景法也；内伤以补养，东垣法也。又曰：外感无内伤者用仲景法，伤寒夹内伤者十居八九。经曰：邪之所凑，其气必虚。补中益气汤从六经所见之证，加减用之，气虚甚者少加附子以行参芪之气。由此观之，丹溪未尝读《伤寒论》，仅闻仲景治外感有桂麻发散之剂，真所谓坐井而观天者也已。此说一出，而后之学者皆宗之，蛙鸣蝉噪，不复留心于二公之书，更附以种种邪说，以蛊惑后世。

戴元礼曰：凡内外兼证，或内伤重而外感轻者，为内伤夹外感证，治法宜先补益而后散邪，或以补中益气为主治加散邪药，当以六经脉证参究各加本经药治之；或外感重而内伤轻者，为外感夹内伤证，治法宜先散邪而后补益，或以辛凉等解散药为君，而以参、术、茯苓、芎、归等药为臣使，是正治也。虞天民曰：重于外感者，先驱外邪而后补中气；重于内伤者，先补中气而后驱外邪，或以散邪药为君，而以补损药为臣使，或以滋补药为君，而以散邪药为臣使，全在活法。王宇泰曰：东垣辨法有内伤而无外感，有外感而无内伤，以此辨之，制然矣。若夫内伤、外感兼病而相合者，则其脉证并见而难辨，尤宜细心求之。若见内证多者，则是外感轻而内伤重，宜以补养为先；若见外证多者，则是内伤轻而外感重，宜以发散和解为急，此又东垣未言之意也。聂久吾曰：仲景《伤寒》无一言及内伤，东垣《内伤外感论》言之虽详，然其意恐人误认内伤为外感，因辨之耳。至内伤夹外感，并未论及，亦无治法，丹溪亦言之未详。治法：内伤夹外感，初起一二日，寒邪尚在表，此当速发其汗，强壮者用羌活汤，怯弱者用加减参苏饮，一汗之后即当用补虚，甚者用加减补中益气汤，未甚者用生脉散，从虚实微甚处此四方，真所谓愚而好自用者。若发散后不补则虚阳外散，发热死矣。外感兼内伤，此大同小异，其治法大略相同也。

噫！邪说妄诞纷纷，如是者不胜其多，遂置二公于覆盆之下，使后之医者夭杀生灵如麻，其罪岂不大哉！如卢廉夫，则于益气汤内立六经加减，此丹溪家法，真儿戏耳! 陶尚文则新立劳力感寒一证，而制调营养卫汤。龚子才则以加味益气汤，其言巧而惊愚俗之耳，其方稳而悦庸医之心，殊不知此等方，驳杂交互，所谓广络原野，愿获一兔者也。何者? 羌、防、芎、细将散其邪也，则奈参、芪、术、甘闭其气何? 参、芪、术、甘将补其虚也，则奈羌、防、芎、细散其气何? 故用之于虚轻邪微者，则或得愈，若夫虚甚者，补之不及，邪盛者，散之不去，反补涩邪气而致滋漫，营卫怫郁而留滞，延引数日，虚益甚，邪益盛，峻补猛攻，皆不能得效，其病千变万转，遂致横死，是谁之愆? 吁! 医学之陋，至于如此，可胜叹哉!

今之为医者，率从夫诸氏纷纷之说，而不复读仲景之书。其或读之者，亦徒从近时诸注，专着意于六经传变，汗、吐、下、渗之间，而不知其不可汗、吐、下诸条即所谓内伤者而最为紧要。一见表证，则不问其里之虚实和不和，桂、麻、青龙杂然妄进，顷刻告败，则以为古方不宜今病。或以为仲景但假立方以示法耳，或以为仲景书非全书，皆后人传写附会耳，或以为仲景神医，唯通神之人可用，吾曹不能，或以为医贵临机应变，奚守株待之。因非夫笃信仲景，谨用其方者焉，于是败毒、十神、养胃、正气、参苏、羌活、五积、香苏诸汤散，浪施以为稳当，殊不知此诸方为里气不和而表气稍弱、微邪乘其虚而侵者之设，而非夫里虚而感邪者与里和而感邪者之所宜也。故其药品皆疏里而解表，耗气而燥液，其剂复杂，其功轻缓。及其为害也，虽不如桂、麻、青龙之暴烈，要非补正气益不足之剂也。故里和表病者用之，则不能散邪而反虚其内；里虚表病者用之，则不补虚而愈竭其液。其为害不速，其得效亦迟。故用之者一二贴而不见效，则三四贴，三四贴而不见效，则五六贴，乃至十数贴，然其体气素旺而病轻者，幸而不死，但数日受苦，经尽气和自得愈；若夫体气素弱者，里气日衰，津液渐竭，邪气散漫，变证多端，难以名状，换医而治，祷于鬼神，技尽力穷然后乃死。

夫桂麻之误投也，其害固暴烈，然其经日不久，其所损不遍，轻者止虚表气，耗津液，重者致亡阳烦躁、筋惕肉瞤、言乱目眩，其势固可畏，而仲景有救法焉。其害易知，其逆易救，故善读有得者，虽有误用以致坏证，而十可救八九。若夫轻缓驳杂之误设也，则虽未速见其变坏，而其里气日衰，津液渐竭，邪气散漫，无所不至，如油入面者，仲景亦无治法，虽欲知犯何逆，不可得也，名医亦不能救其万一。此岂非轻缓稳当之害大于猛烈乎？然不速见其害，则病家不以为医者之罪，医者亦不自知其药之误。间有轻病用之得效者，则以为简便之要方，谓其不救为命，例而用之，不复顾虑，愈用愈误，随误随用。至其杀之多，误之数者，则口给取辩，或一诊断死生，或逆发病者胸中，或追占其前日病由，或预告其后日变证，而多有合者，则众以为明医，受服其药，至死不悔。医者亦自以为得术，抗颜夸世，及其终也，受天刑，或夭子孙，或杀父母妻妇，甚者丧其身，或全无嗣息者，滔滔皆是也。《诗》云：其何能淑？载胥及溺^①。此之谓也。

或问：《内经》曰：有取本而得者，有取标而得者，有取标本而得者。又曰：急则治其标，缓则治其本。又曰：治客宜急。仲景曰：夫病痼疾加以卒病，当先治卒病，后乃治其痼疾也。由此观之，先散后补，及补散兼用之法，亦未可以为非矣。何吾子之不察也？

曰：子徒诵标本之文而不知其实。夫标本之道，要而博，小而大。其于人身也，内为本，外为标；其于脏腑也，脏为本，腑为标；其于病也，先病为本，后病为标。阴阳五行、五运六气皆有标本，其道无穷，而其要不过欲推明脉证所因，而得针药之当焉耳。《内经》曰"治病必求于本"，又曰"治之极于一，一者因得之"是也。此语括尽标本诸法，所谓一言以蔽之者也。又曰：百病之起，有生于本者，有生于标者，有生于标本者，有生于中气者，故治有取本而得者，有取标而得者，有取标本而得者，有取中气而得者，有逆取而得者，有从取而得者。逆者正顺也，若顺则逆也。明病生于本则取本，生于标则取标，生于标本则取标本，生于中气则取中气，生于标而及于本则逆取而治其标，生于本而及于标则从取而治其本，皆审

① 其何能淑？载胥及溺：淑，善，好；载，句首语助词，无义；胥，相；及，与；溺，落水。合起来就是"那如何做得好，不过是相率落水罢了"的意思。

脉证而知病原，知病原而处其治，非外脉证所因而专临机应变也。今略举表里标本之一隅论之，学者宜以三隅反之。

夫人身所重，阳气也，有之则生，无之则死。其阳气舍于阴，阴者，精、血、津、液是也。精、血、津、液生于谷精，谷精生于脾胃，故凡诸病脾胃弱者先调之，此谓取本也。脾胃与肾之标本见后。其脾胃之能生谷精也，赖五脏六腑各司其职、经络营卫之运皆得其度，而皮肉百体为之固也。若皮肉百体一受邪，营卫经络失度，则五脏六腑不能司其职，而阳气遂丧其居，故皮肉百体未可以标轻之，此谓取标。《内经》曰：从内之外者，调其内；从外之内者，治其外；从外之内而盛于内者，先治其外，而后调其内；从内之外而盛于外者，先调其内，而后治其外；中外不相及则治主病。病在内不及于外者治其内，病在外不及于内者治其外。此言表里之标本也，要之无非夫治病必求于本之旨。故凡诸病，无问寒热虚实、表里邪正，关于脾胃与阳气之损亡，其急者虽为标、为客、为卒病，必先治、急治焉，此谓急则治其标；若其不急者，姑置之而先治其为本、为主、为痼疾者，此谓缓则治其本。此义详见后《虚实相兼治法论》。故里和表病直发散者，取标而得之法也；里虚表病先补其内者，取本而得之法也；里实表病先解其外者，急则治其标之法也；里滞表病双解者，及诸表里兼治者，取标本而得之法也；半表里热和解者，取中气而得之法也；表病作里证治其表者，逆取而得之法也；里病作表证治其里者，从取而得之法也。然则内伤外感、里虚表病者，或先散后补，或补散兼用，非取标取标本之法也明矣。

或曰：由子之辨观之，聂氏之说诚一偏之见也。至夫戴、虞、王三氏轻重之论则似未尽非也，何者？内伤轻外感重，是虚微而邪甚，虚缓而邪急，若舍其甚而急者，反先治其微而缓者，则恐邪气易传变，其患从标之本，先补之中气，为邪所乘，后欲散之不可得也。此岂有说乎？

曰：是所谓不揣其本，而齐其末者也。夫外感之邪为实，内伤为虚，然不知虚者何物果虚，其实而善传变者何由传变，其发散之药何物送之于表，令发散其邪。不明斯理，而用药不误者，未之有也。凡邪之中人也，不得虚则不能入，苟正气盛，津液溢，经络充实，肌肉坚致，客邪将何从而得肆传变耶？惟以其脾、胃、肺、肾素虚，血、气、津、液衰少，不能滋养经络、营卫、腠理，故使邪气乘入传变耳，《内经》曰"邪气盛则实，精气夺则虚"是也。凡发散之药，皆先入于胃，散于肝，淫于心，输于脾，归于肺，而后到于表，此盖脾胃强，血、气、津、液盛，而送其药气也。若脾胃弱，血气衰者，不能送之于表，而反为其药所困，或送之于表，亦反为其药势所引，而素少之津液、阳气，尽飞越于表，其里顿空，轻者致虚证百出、绵延难差，重者便致烦躁谵语、魄汗如浴、筋惕肉𥆧、洞泄遗尿、四肢厥逆、直视目眩、喘渴昏冒而死，岂不可畏哉？

譬诸元阳者，君主也；脾胃者，将帅也；气、血、津、液者，士卒也；经络、营卫者，部伍旌旗也；躯壳者，城郭也；外邪者，寇贼也；医人者，裨将也；补药者，粮食也、援兵也；发散之药者，甲胄、干戈、弓矢也。夫将帅智谋，士卒骁勇，部伍齐整，则微寇望风而去，强寇一战而散矣。若将帅怯懦，士卒寒饥，行伍不整，则坚甲利兵，反为弱己之具，虽遇微寇不能争焉，况强寇乎？当此时其为裨将者，宜务辅其将而乞援兵，养其卒，整其伍，而后敢望敌焉。耕铭按：医法如兵法也。希哲之喻甚妙。且夫邪正之于人身，犹权衡之低昂也，正气一分虚则邪气一分实，正气二分虚则邪气二分实，《内经》曰"邪之所凑，其气必虚。阴虚者，阳必凑之"是也。然则内伤轻外感重者，是表气甚虚，而里气未甚虚也。里气未甚虚，则虽表邪甚实，不能轻易深入焉，比之内伤重而里气甚虚者，则先补之药易为力矣。若里气既复，则其邪虽肆传变，亦不过夫在表里上下而为实热，而在表汗之，在里下之，在中凉解之，在上吐之，在下利之，无不可者也。若见内伤之轻而不先补之，遽谋以发散和解攻外感之重者，是何异于谋帅疲劳寒饥之卒，而荷刀斧干戈之重，与强敌斗哉？吾知其必不能胜也。故仲景书中有里实先解外之法，而无里虚先解外之法。吁！世之妄称医者意也又理也，不究《内经》、仲景之奥理，而徒悦奇正权变之说者，比比皆是也，岂不谬哉？

或曰：仲景桂枝人参汤、桂枝加芍药汤、麻黄升麻汤、当归四逆汤之类，皆补散兼用，以治内伤、外感相兼者，由此观之，吾子之说恐亦偏也。

曰：此诸方为内虚而表邪亦半陷入者设也。内虚故不可单发焉，表邪半陷入故不可单补焉，乃于补里剂中，加发散之品，使内者内守，外者外向耳，岂可与内伤外感兼病，而虚在内邪在外不陷入者同视乎哉？

或曰：然则先散后补，即补散兼用之法果无之否？

曰：里和表实者，当先散，如麻黄汤辈是也；邪散后虚者，当补之，如发汗后诸补法是也。里和表虚而感邪者，当补散兼用，如桂枝汤辈是也；内虚表邪半陷者，亦当补散兼用，如桂枝人参汤、桂枝加芍药汤辈是也。若夫里虚表病，其邪不陷入者，则虽随权宜，然断无先散后补，及补散兼用之理也。其或先散后补而得效者，是前误后救，所谓亡羊补牢者也已；或补散兼用而得效者，是虚轻邪未甚者，偶然中也已。岂足以为法哉？经曰：上工治未病，中工治已病。扁鹊曰：所谓治未病者，见肝之病，则知肝当传之与脾，故先实其脾气，无令得受肝之邪，故曰治未病焉；中工治已病者，见肝之病不晓相传，但一心治肝，故曰治已病焉。予亦以为上工见表之病，则知表当传之于里，故先实里气，无令得受表之邪，故曰治未病焉；中工见表之病不晓相传，但一心治表，故曰治已病焉。噫！是诚可为夫作先散后补，或补散兼用说者之顶针也。又《内经》曰：病发而有余，本而标之，先治其本，后治其标；言本虚而发实病，则其实病虽生于本而以标置之，先治其本之虚，后乃治其标之实病也。病发而不足，标而本之，先治其标，后治其本。言本实而发虚病，则其虚病虽生于标，而先以本治之，后乃治其本之实也。扁鹊亦曰：阳气不足，阴气有余，当先补其阳，而后泻其阴；阴气不足，阳气有余，当先补其阴，而后泻其阳。呜呼！圣贤之言，虽异端殊名，而其所要则无不归一。从来诸氏多不熟读，徒逐字句，作纷纷之说，其著书至数十百卷。王海藏曰：或有人焉，徒能广览泛涉，自以为多学，而用之无益者，岂其知本？此言甚中彼辈膏肓。诚如此之类不少，学者不可不知所择也。

约吐法

并不可吐诸证

夫吐法，治上实之设也。凡上实，有结实与不结实之别焉。其不结实者，湿热怫郁于胸中也。此多因发汗、吐、下后，邪热乘虚入于心膈得之，又有不经发汗、吐、下而自致者。其证或心中懊憹，或心中结痛，或胸中窒而烦热，或心烦欲吐不能吐，而虚烦不得眠，剧者反覆颠倒，其舌上有胎，小便黄赤，饮食好冷恶热，其脉有根有神者是也，栀子豉汤、栀子生姜豉汤、栀子甘草豉汤、栀子干姜汤、栀子大黄汤、栀子厚朴汤、栀子柏皮汤、枳实栀子汤，随其证选用。其结实者，或邪热聚于胸中，或痰涎结于膈上，或宿食停于上脘，而粘着固结者也。此不惟卒病，于夫累日积月荏苒不愈诸病为多矣。其证或心中痞硬，气上冲咽喉不得息，或胸中郁郁而痛不能食，欲使人按之，反有涎唾，或心中温温欲吐而不能吐，或心下满而烦，饥不能食，或胸中如有物碍，而寸脉微浮，或微滑，或脉乍结乍紧，或脉弦迟有力，或寸口有脉、尺中无脉，或关尺平和、寸口沉伏而滑。舌胎之有无、小便之色不可拘一。至其余证则变现多端，或作虚证，或作实证，皆以上焦有结实，气血不顺流故也。凡其作虚证也，或发热、汗出、恶寒而似表虚，经曰"病如桂枝证，头痛项不强"是也。或下利日十余行而似里虚，或四肢厥冷而似下虚，或见劳损、梦遗、惊悸、健忘、失心、癫痫、痿痹、偏枯、脱肛、痔漏、遗尿、频数等证。其作实证也，或头痛、寒热、无汗而似表实，或腹满大便秘涩而似里实，或小便淋闭而似下实，古人小便不通用吐法者便是。或见疟痢、胀满、水肿、黄疸、筋骨挛急、目病、耳疾、咽喉口鼻诸疾、月水闭崩、赤白带下等证，其证多端，而其上实真证必有一二不可蔽者焉。故凡诸病兼见此脉证一二者，不问何病，皆以为上实，当与瓜蒂散吐之，耕铭按：盖"汗""吐""下"总领气津升降出入之治疗大法也。《湿病篇》中内药鼻中法，及《暍病》《黄疸篇》中瓜蒂汤方，皆此法之变也。后人吐药之变方甚多，亦宜随证选用。若夫停食卒病者，但以手指及鸟翎之类，探其咽则吐，若不得吐，乃可用药焉。

　　又有他病之似上实者，今略述之。夫阳旦汤证之心下闷、干呕、汗出，是表虚之似上实也；麻黄汤证之喘而胸满，是表实之似上实也；胸中与表相应，故表受病则胸中为不利，致似上实证也。小柴胡汤证之干呕心烦、胸满或痛，是少阳病之似上实也；少阳受病，则清气不升，浊气在上，致似上实也。大承气汤证之心中懊憹而烦，及调胃承气汤证之心中温温欲吐而胸中痛、郁郁微烦，及大柴胡汤证之呕不止、心下急、郁郁微烦，皆里实之似上实也；亦胃中有结实，清气不升、浊气不降所致也。猪苓汤证之下利咳呕渴、心烦不得眠，是下实之似上实也；十枣汤证之心下痞硬、引胁下而痛、干呕短气，是悬饮之似上实也；二者皆里有实滞而上下不通泰，故然也。乌梅丸证之气上冲心、心中疼热、饥不欲食、食则吐，是厥阴病之似上实也；膈热故也。苓桂术甘汤证之心下逆满、气上冲咽喉，是上虚之似上实也；上虚而不行下气，有余而上冲故也。膈上有寒饮干呕者，不可吐，及诸亡血、或产后，或金疮，或血崩，或痈疽脓溃，或吐衄便血，或发汗、吐、下、久病。虚家，谓平素虚弱之人也。不可与瓜蒂散，及素微溏者，不可与栀子汤，及诸四逆厥者，不可吐，皆里虚下虚之似上实也，中下焦虚，则上焦有余似上实也。如此类似者不可枚举，然而其脉必不似，表病见表脉，里病见里脉，虚病见虚脉，实病见实脉，各见其主脉，必不似上实。而其余证中亦必有不能蔽其本真处，尤宜辨知之。其辨知之宜如良吏决奸狱，其方果何如也？但在尽心极意详寻脉证所因耳矣。

或问：上实之似他病者，与他病之似上实者，既得闻命矣。夫既有相似者，则亦应有相兼者，不知其脉证相兼杂见难明辨者，何以治之？请再论之。

曰：表病、上实相兼者，当先解表，后乃吐之，若误先吐之，恐表邪乘虚复内攻也。若上实脉证具而表邪轻者，当直吐之，其表邪自去，以吐中自有发散故也。下实里实之与上实相兼者，宜分其轻重缓急，上实急里下之实缓者，当先吐之，后乃下渗之；上实缓里下之实急者，当先下渗之，后乃吐之，张戴人最善其法。见《儒门事亲》。若夫诸虚之与上实相兼者，则不问其轻重缓急，但当先补其虚，后乃随证时用吐法焉。此不唯上实也，凡诸病虚实相兼者，皆当先补其虚，后乃治其实，此则岐、扁、仲景一贯之正法也。

约下法
并不可下诸证

夫下法，治里实之设也。凡里实者，谓邪热结实于胃中而作燥屎，或宿食垢滓黏着于胃中而作固结，以壅碍水、液、血、气之流行也。其证或身热汗自出，不恶寒反恶热，或潮热谵语，四肢濈然汗出，或心下腹中痞满，按之则硬，或腹中硬痛，不可手按，或大便硬不通，舌上黄赤焦黑，小便黄赤，其脉沉实，或缓大、或滑数、或弦迟有力者是也。如是者，皆当用攻下之药以下之，则病随下而去。夫胃，仓廪之官，腐熟水谷，化精微，生血气，以建立一身脏腑者也。其职专赖阳气成功焉，阳气一衰，水谷之精不盛，则脏腑百体皆失其职焉。故攻下之法不可不慎也。

凡攻下之法大约有六：

一曰表病里实者，当先解其表，表解乃下之。其说已详于发汗法中。

二曰表和里实无里虚证者，当直下之。表和里实谓无头痛、身疼、恶寒、恶风、脉浮等候，但见里实脉证者也。如是而无一里虚证，乃当直下之，大承气汤、小承气汤、调胃承气汤辈，随证选用。若夫蓄血、悬饮、下实、发黄、结胸、心痞等，凡病结实于中者，虽不全在胃中，皆从此法，各用其主药以下之，如桃核承气汤、抵当汤丸、十枣汤、猪苓汤、牡蛎泽泻散、茵陈蒿汤、大陷胸汤丸、白散、大黄黄连泻心汤、附子泻心汤诸证是也。仲景及后人下药之变方甚多，当随证选用。

三曰里实见表脉者，不可遽下，但当先调其他，后乃缓缓下之。里实表脉谓里实证见而其脉反浮者也，此盖因胃中有结实，气血不能行于里，但流于表所致也。如此者，必非危急病，故宜缓治也。夫里实之似表病也，表病之似里实也，表病、里实相兼也，三者脉证并见难辨，但以脉浮知其在表，以脉沉知其在里，即表里相兼，皆据脉为断也。今其脉反浮，则虽见里实证，未可遽断为里实，见表脉，若他病似里证，故慎不可遽下之，但宜先详其兼脉、兼证，或解肌，或和解，或补虚，或清热，或顺气，或和血，以俟其脉证变否。若其变者，则随其变治之；若至七八日、十日，而其脉证依前不变者，是为里实见表脉者审矣。然其见表脉，则亦非纯里之大实，故下之亦不宜用峻下之药，但宜众药缓和之剂也。所谓其脉浮而数，能食不大便者，是为实，名曰阳结也，期十四日当剧，期十四日者，明非急病，故不可遽下也。病人无表证，但有里证，发热七八日七八日三字重，虽脉浮数者，可下之，宜大柴胡汤；病腹满发热十日十日二字重，脉浮而数，饮食如故，厚朴七物汤主之；趺阳脉浮而涩，浮则胃气强，涩则小便数，浮涩相搏，大便则硬，其脾为约，麻子仁丸主之是也。夫里实表脉之用缓下，而不用峻下者，犹表病里脉之用新加汤、麻黄附子二汤、麻黄升麻汤辈而不用峻发也。

四曰里虚里实者，当先补其虚，后乃攻其实。里虚里实谓五脏血气虚衰，而胃中有结实，其病虽见里实脉证，而必兼里虚脉证一二者也。如此当详其虚之阴阳先补之，其诸方详见后《补阴补阳诸方篇》。其虚既复，则脾胃气自健运，而里实之微者不下而自去。若其虚既复，而其里证未罢者，乃可下之。得桂枝汤便厥，脚挛急，咽干，烦躁，吐逆，阳明内结，谵语烦乱，先用甘草干姜汤、芍药甘草汤，后用调胃承气汤者，是示其例也。耕铭按：29条放这儿还是有问题的，详见余《伤寒论》29、30条串解。

五曰里实作他证者，当直下之，则其他证自除。作他证谓见表病、上实、下实、少阳、里虚等证也。里实作表病者，已详于发汗法中；里实似上实者，已详于吐法中，故不再述。病人小便不利，大便乍易乍难，喘冒不得卧者，宜大承气汤，是里实似下实也；阳明、少阳合病，宜大承气汤，是里实之似少阳也；大柴胡汤证之呕吐下利，及三承气汤下利诸证，及伤寒哕而腹满，视其前后，知何部不利，利之即愈，及大承气汤证之循衣摸床、惕而不安、微喘直视者，皆里实之似里虚也；小承气汤、麻子仁丸二证之小便数，及抵当汤丸二证之小便自利，及厥应下之，皆里实之似下虚也。盖胃中有结实，而壅闭水液走泄之路，则小便不利，或水谷不分而作下利，若由此清气不升、浊气不下则作少阳证，由此阳气不发达于四末则作厥冷，由此阳气不周流，则水液失导而作小便数及小便自利，由此阳气约结，则或心神失守而致循衣摸床、惕而不安等证，或胃气不行而致哕而腹满等证，皆因胃中有结实所致，故但下其结滞，则余证自除也。

六曰他病似里实者，但当治其主病，则里实之假证不攻自愈。表病之似里实者，已详于发汗法中，故略之。阳明病与栀子豉汤二证，是上实之似里实也；阳明病，小便不利者，猪苓汤主之，是下实之似里实也；阳明病，口舌干燥，渴欲饮水者，白虎加人参汤主之，是内热之似里实也；阳明病，渴者宜五苓散，是水停之似里实也；阳明病与抵当汤二证，是蓄血之似里实也；阳明病与小柴胡汤二证，是少阳之似里实也；太阴病，下之，则胸下结硬，是脾胃虚寒之似里实也；少阴病，阳已虚，尺中弱涩，复不可下，是肾气虚寒之似里实也；厥阴病，下之则利不止，是膈热胃寒之似里实也；柴胡桂枝汤证之不可下，是汗多亡阳之似里实也；阳明病，刺期门，是热入血室之似里实也；阳明病，用蜜煎及猪胆汁导，是里虚之似里实也。此外吴茱萸汤、四逆汤、炙甘草汤、小建中汤、理中汤、肾气丸，及诸里虚证之似里实者甚多，若误下之，殃不旋踵，可不慎乎？又有宿食不热结，及酒客、气滞诸病似里实者，宜随各证治之。仲景于《阳明篇》中不用下药而用他药，及六经坏病诸篇，或言"不可下"，或言"下之则"云云者，皆他病之似里实者也。盖"阳明病"三字、"不可下"三字、"不可攻"三字、"下之则"三字，皆包括诸里实脉证也。如"太阳病"三字、"不可发汗"四字、"发汗则"三字、"汗出"二字，亦皆包括诸表证。又"不可吐"三字、"吐之"云云，及"不可与栀子汤""不可与瓜蒂散"等数字，皆包括诸上实证，猪苓汤证亦然。凡诸病虚则气血衰弱不行，实则气血停滞不行，而胃气由此不和，则其病虽非尽在胃中，而亦皆能致似里实证焉，详其脉证所因，勿误下之。

下药五方论

夫五方者，大承气汤、小承气汤、调胃承气汤、大柴胡汤、麻子仁丸是也。东垣曰：下药用大承气汤最紧，小承气汤次之，调胃承气汤又次之，大柴胡汤又次。此言其大概也。今述其方意如下。

夫大承气汤主治邪热在胃中而作燥屎，其病痞、满、燥、实、坚五证俱全者。枳实苦寒以疏痞，厚朴辛温以泄满，芒硝咸寒以润燥软坚，大黄苦寒以泄实热。

小承气汤主治其病，但痞、满、实而燥、坚未甚者，故止用枳、朴、大黄，而不用芒硝。

调胃承气汤主治其病，但燥、实、坚而痞、满不甚者，故止用芒硝、大黄，而不用枳、朴。其用甘草者有二义：一则用之以缓硝、黄急下之性，使其徐徐下，则胃中无余热也；一则用之以防硝、黄之伐胃气也。盖苦寒者，胃之所恶，若不加以此物，恐下后胃气顿虚，且屈曲之间遗邪热，他日有胃中错乱之祸也。其大、小承气不用甘草者，盖既用枳、朴疏泄痞满，则无胃中遗邪之虞，且其证俱属急无虚，若加以此物，恐缓其药力，难速成功也。

至夫大柴胡汤，则因血弱气尽腠理开，邪热既深入，半在少阳经，半已入胃中，表里俱逼近也。当此时单用小柴胡汤，则里实不去；单用承气汤，则轻邪复陷入，非内外同时攻则不可。故用柴胡升清气以解少阳经邪，黄芩以清胸胁之热，半夏以下逆气，芍药以固气血、强脾阴，生姜、大枣以发越胃气不令下陷，大黄、枳实以泄里实。去人参者，恐助邪热也；去甘草者，恐缓药力也。盖制方已属错杂，其性已和缓，若又加参、甘和缓之品，恐升发者不速升发，下泄者不速下泄，药气留滞于胃中，胃气愈虚，经邪亦炽也，故去之。

至夫麻子仁丸，则主治趺阳脉浮而涩，浮则胃气强，涩则小便数，浮涩相搏，大便则硬，其脾为约者。胃气强者，谓胃中有结热也。浮则胃中有结热，而血气外流之诊；涩则脾气不行，而为约之诊。约者，约束也，脾气不行而结束，故曰其脾为约也。夫胃中有结热，而脾气不行，则津液不能四布，所饮汤水偏渗水道，故小便数，而大便硬也。胃中有结热而大便硬，故枳、朴以解其结，大黄以泄其热；津液不四布而肠胃燥，故麻仁、杏仁炼蜜以润其燥；气液偏渗水道，故芍药以收其气，气收肠润结去，而大便通则小便自长。其为丸者，盖汤煎与之，恐亦偏渗水道，难成其功也。_{耕铭按：若加芒硝者，其泻}_{下作用与饮水量成正比。}此证其脉浮，按之涩而有力，按其胃脘亦坚硬，口舌干焦，小便黄赤，此其候也。若其脉不浮涩，或浮涩无力者，俱非此证，慎勿用之。

夫仲景之处方，精微皆如此，学者尽心自得焉。若夫徐氏《医统》以三焦辨大、小、调胃之用，王氏《准绳》以燥屎为在大肠而不在胃，_{此说本出于《此事难知集》。}皆臆度之说，其丑极矣。

罗谦甫曰：若大承气汤证，反用调胃承气，则邪气不散；小承气证，反用大承气，则过伤正气，而肠满不能食，故有勿大泄下之戒。此仲景所以分而治之，未尝越圣人之制度，后之学者刘河间。以此三药合而为一三一承气汤，且又通治三药之证，及无问伤寒、杂病、内外一切所伤，一概治之。若依此说，与仲景之法甚相背违，又失轩岐缓急之旨，红紫乱朱，迷惑众听，一唱百和，使病者暗受其害。北山氏曰：刘完素不察仲景立方本旨，而以三方为一，通治三承气之证，又治杂病、消渴、胃热等证，此似用仲景之方，反失仲景之旨矣。至杭之陶节庵，过于附会，以三一承气加黄芩、柴胡、芍药，号六一顺气以代大小调胃、三一承气、大柴胡、大陷胸等汤之神药云者，仲景之门尚未过焉，如何能知《伤寒》乎？其所辑六书，火之可也。如江左龚廷贤，亦以夫六一顺气，采入于《回春》《济世》等书，以己之惑而惑人。噫！使罗公后于陶华、龚廷贤而生，则必有大议论矣。由此观之，后辈误人不足责之。

约渗法

并不可渗诸证

渗，谓利小便也。其用有二：一以泄下实，是攻下之支法也；一以导停水痰涩，其法不一。夫下实谓邪气结于膀胱也，其病有气血之分。邪热结于血分，而为蓄血者，用桃核承气汤、抵当汤丸之类，从大便下之；若邪热水湿结于气分，而壅水道者，用淡渗之剂，利其小便也。若其痰水停留在水道者，虽不在膀胱，亦用渗剂以利之。水道者，谓运化水液而输膀胱之路也，《内经》曰"通调水道，下输膀胱"是也。故凡诸病关水道者，皆宜用渗剂；不关水道者，虽有停水痰涩，不宜用渗剂，但宜随证用他药，发汗、吐、下之类也。此则用渗剂之要旨也。凡停水、下实诸证，或头目眩运，或心下动悸，或喘咳短气，或呕吐痰水，或呕哕恶心，或心下支满，或肠鸣腹痛，或小便急满、小便不通，或小便黄赤不利，或大便下利，或大便不觉出水，或身体浮肿，或渴欲饮冷水，或全不渴，其脉浮、沉、迟、数、大、小、弦、滑不一，治皆宜渗之。其法大约有七：

一曰邪热已入膀胱，与水气相搏，而表尚未解者，当淡渗兼解表，五苓散、茯苓泽泻汤诸证是也。

二曰邪热专入膀胱而燥热者，当淡渗兼滋润，猪苓汤诸证是也。

三曰水湿蓄于内，而壅水道者，当专利其水，文蛤散、牡蛎泽泻散，及泽泻汤、猪苓汤、滑石白鱼散、蒲灰散、茯苓戎盐汤诸证是也。

四曰他病兼水停者，当用其主药兼渗剂。他病谓内热、瘀血、宿食、气滞之类也。夫小柴胡加茯苓汤、木防己汤诸证，是内热之兼水气者也；四逆散加茯苓，是气滞之兼水气者也；茵陈蒿汤、己椒苈黄丸证，是里实与水气相兼者也，其他诸病亦宜从此例处治。若夫水气或在表、或在里，而不关水道者，不宜用渗剂，但宜随证用发汗、吐、下。发汗者，大、小青龙汤治溢饮，越婢汤治风水，麻黄附子汤、杏子汤治气水，各半汤治水劫热之类是也；用吐者，瓜蒂散治胸上久痰是也；攻下者，大小陷胸汤丸、白散、十枣汤、甘遂半夏汤、大黄甘遂汤诸证是也。

五曰虚兼水气者，当补药兼淡渗。虚有阳虚、有阴虚，盖水液之滋营周身，皆阳气之所为也，故阳虚则多致水停，茯苓甘草汤、苓桂甘枣汤、苓桂术甘汤、小青龙去麻黄加荛花、加茯苓二汤，皆治上焦阳虚兼停水之设也；半夏泻心汤、生姜泻心汤、理中加茯苓汤、干姜苓术汤、半夏干姜散、小半夏汤，皆治中焦阳虚兼水气之设也；真武汤、附子汤、茯苓四逆汤、栝楼瞿麦丸，皆治下焦阳虚兼停水之设。又肾以膀胱为其腑，而主藏津液，若肾阴虚则膀胱气弱，而致水液瘀留焉，故补肾阴必兼渗剂，八味丸之有茯苓、泽泻是也。或曰：脾主散水精，然则脾虚亦应致水停，何补脾阴诸方，不多兼淡渗也？曰：脾虽主水精，而不如肾之专职也，故虽脾阴虚，亦不必脾中停水。若脾阴弱而兼停水，宜补脾药中兼淡渗，如桂枝去桂加茯苓白术汤是也，或小建中辈加茯苓等药亦有之，但不可为常法耳。不惟脾虚也，诸脏皆然。

六曰水停下实之似他病者，但当渗之，则其余证自除。夫茯苓白术汤证之头项强痛、翕翕发热、无汗，是水停之似表病也；阳明病用猪苓汤、五苓散诸证，是水停下实之似里实也；苓桂术甘汤证之心下逆满、气上冲咽喉，及猪苓汤证之咳、呕、心烦，皆水停下实之似上实也；猪苓汤证之呕利，五苓散证之吐水，及水停诸病之头眩心悸，皆水停下实之似里虚也；甚者或有致小便遗失频数等证焉，皆因水停与下实，其气不发达所致也，宜详而治之。

七曰他病之似水停下实者，但当治其主病，则其假证自除。夫水液随气运行，若病实则其气停滞而不行，虚则其气衰弱而不运，不行不运则水液失导，乃致似水停、似下实也。故实者泻之，则气条畅水自行；虚者补之，则气健运水自流。大承气汤证之小便不利，是里实之似下实也；柴胡加龙骨牡蛎汤、柴胡桂姜汤二证之小便不利，是少阳之似下实也；小建中汤、炙甘草汤、桂枝甘草汤诸证之心悸，皆里虚之似水停也；桂枝加附子汤，及甘草附子汤二证之小便不利，是表里虚之似下实也；大下之后，复发汗，小便不利者，勿利之，及阳明病不可与猪苓汤者，皆亡津液之似下实也。此外理中汤、乌梅丸、四逆汤及诸里虚证之似水停下实者甚多，误利之，祸在反掌，宜详而治之。凡诸里虚证之小便不利，小腹满者，用葱一大握，连茎叶，清水煮熟，取出去水，少和盐以湿布裹之，乘热熨其脐以下，冷则换之，至小便利乃止，予用此法活人甚多，故录之云。耕铭按：此与脐疗实异曲同工也。曾治一植物神经功能紊乱患者，用甘草、生附、肉桂、干姜、半夏各一钱，云苓二钱，共研细粉成团，于脐中滴入数滴黄酒，将药团置于脐中填平，上置艾柱，炙二十余壮，患者自觉一团暖意布满胸膈，不禁欲哭，后至阳附近作释然状，心生愉悦，观其脐周，浊水肆流。炙后起身如厕，患者体重掉有斤余，唯脐中留有水疱，后汤药调养将息月余，遂告以痊愈。亦尝闻巴豆炙可治胸腹水云云，学者或可一试。

张子和，名从政，号戴人，睢州考城人，金大定明昌间以医鸣世，兴定中召补大医，著《儒门事亲》书，而述汗、吐、下三法之诠。余尝语人曰：欲扩充仲景之法而博应诸用者，不可不读张子和之《儒门事亲》也。然而其法与仲景有异同，今试论之。

夫万病不过虚实，而治之唯补泻而已。凡邪在表里上下，而成滞、成热者，皆为实也；凡血气津液之于表里上下，有所不足，而成燥、成寒者，皆为虚也。虚者补之，实者泻之。所谓汗之、吐之、下之、渗之、凉之、寒之、开之、行之、破之、消之皆泻也，温之、热之、润之、益之、涩之、止之、收之、闭之皆补也。

然补泻之法大约有七：一曰虚则补之；二曰实者泻之；三曰虚实相兼者先补后泻；四曰虚实相兼不可先后者，补泻兼施；五曰虚实相兼而实急者，先泻后急补之；六曰虚而见实者，但补其虚，则其实不泻自平；七曰实而见虚者，但泻其实，则其虚不补自复。此则岐、扁、仲景一贯之正法，不可废一者也。今察子和之书，其法唯五：曰虚无邪积者补之；曰实者泻之；曰虚实相兼不可先后者补泻兼用；曰虚实相兼者先泻后补，或有不补之者；曰实见虚者，但泻其实，则其虚不补自复。如斯而已。若夫虚实相兼之先补者则以为误治，其虚见实者之但补其虚，则缺而不言焉。且以元气实则邪自去，及热为实、寒为虚等语皆为非也，是其与仲景异同可见。盖其立言宗刘河间寒凉之说，主张汗、吐、下三法，痛嫉温补不啻如蛇蝎，可谓偏强也。然至其解经义，则发《素》《难》、仲景之奥旨者间有；其按脉证得病情，施夫三法寒凉，则如仲景复出为治而不过如此者甚多矣，可谓明且熟也。噫！其明如此，而其言之偏如彼者独何也？顾其心必有不得已者焉。

　　盖汗、吐、下、渗、温、补、寒、凉，不可偏废，而所贵在用之各合宜耳，若误用不合宜，则各有其害。然温补之害不速见，寒凉攻击其害速且著，故当时之医，偏用温补，而寒凉攻击措而不施。夫世有盛衰之不同，病有虚实之多少，如当病人虚者多，实者少时，虽偏用温补，而其杀人不多；其实者多，虚者少时，寒凉攻击措而不施，则杀人不可胜言。遂使人人以医法为无益，厌而弃之必矣。夫如此则圣人之法岂不蔑如哉？至斯际也，少知者亦必有不得已，况戴人于三法，识炼日久，至精至熟，有得无失，安可得不敢言哉？所以奋激立偏强之言，以为不如此则不足以救其弊，如其偏强之名、矫枉过直之讥所不敢辞也。戴人之意盖如是。世有以薛立斋之补、张戴人之泻对称焉者，顾立斋之补，未为全得仲景之法者，至戴人之泻，可谓善得仲景之法而扩充之者也。

夫泻既得其法，则补亦应有过人者，而不言之者，以世医之轻车熟路故也。然而亦非全不言，曰五实而峻攻而启也，五虚之受不加峻塞，不可得而实也。彼庸工治此二证，草草补泻，如一杯水救一车薪之火也，竟无成功，反曰虚者不可峻补，实者不可峻泻，此何语也？吁！不虚者强补，不实者强攻，此自是庸工不识虚实之罪也。岂有虚者不可补，实者不可泻之理哉？予他日又思之，五实证汗、吐、下三法俱行更快，五虚证一补足矣。今人见五实证犹有塞之者，见五虚证虽补之而非其药，故本当生者，反钝滞迁延竟至于死耳。俗工往往聚讪以予好用寒凉，然予岂不用温补？但不遇可用之证也。诐诐①谤喙，咸欲夸已标名，从谁断之？悲夫！呜呼！斯言也，诚可以戒夫世医之恐峻攻、峻补，惟用平平杂剂，横害人命焉。若夫丹溪、刘、宗、厚辈，只识其偏以为非真书者，徒诵其书，而不知其意故也已。今世多依丹溪论，措而不读，亦胡然而偏也，学者读之，去其短取其长，庶几可以为师矣。或曰：戴人

---

① 诐（náo）诐：喧嚷，争辩。

之泻既得仲景之法，不知其用药亦合仲景之旨否？曰：惟精究仲景，而后自知其合否。若不究仲景，知之何为？勉旃^①。

---

① 勉旃（zhān）：勉旃，努力。多于劝勉时用之。如李大钊《在周年纪念会上的演说》："诸君本此进行，将来对于世界造福不浅，勉旃。"旃，文言助词，相当于"之"或"之焉"。

驳《溯洄集》阴阳盛虚论

《难经》曰：伤寒，阳虚阴盛，汗出而愈，下之即死；阳盛阴虚，汗出而死，下之而愈。王履曰：嗟乎！其伤寒汗、下之枢机乎？夫邪之伤人也，有浅深焉，浅则居表，深则入里。居表则闭腠理发怫热，见恶寒、恶风、头痛等证，于斯时也，惟辛温解散而可愈；入里则为燥屎、作潮热、形狂言谵语、大渴等证，于此时也，唯咸寒攻下而可平。夫寒邪外客，非阴盛而阳虚乎？热邪内炽，非阳盛而阴虚乎？汗、下一差，生死反掌。吁！是言也，谓之伤寒汗下枢机，其不然欤？惜乎释者旁求，其义滋隐。《外台秘要》曰：此阴阳指身之表里，言病者为虚，不病者为盛。表病里和，是阳虚阴盛也；表和里病，是阳盛阴虚也。窃意阴阳之在人，均则宁，偏则病，无过不及之谓，均过与不及之谓，偏盛则过矣，虚则不及矣，其可以盛为和乎？故《内经》曰"邪气盛则实，精气夺则虚"，且谓"阳虚当汗，阴虚当下，乃遗邪气，而反指正气为言，得无晦乎"云云。

予读《溯洄集》至于此叹曰：微哉，越人之言也！明哉，王泰之释也！不啻伤寒也，实可谓百病汗下枢机矣；不啻汗下也，扩而充之，实可为百病补泻枢机矣。夫释者旁求，其义滋隐，王履固惜之，吾反惜乎王履求其义而不得，又从为肤陋之辞，土苴①圣教，蛊惑后生。

夫《难经》所谓伤寒者，总中风、伤寒、湿温、热病、温病五者言，不独指伤于寒邪一病也。其所谓汗下之法，通治夫五等伤寒之法，而不独治伤于寒邪一病也。何以言之？《五十八难》初举五伤寒之目，次之辨五者之脉，又次之以汗下之法，明五病通治之法，而非伤寒一病之治法也。如王履之说，则《难经》前举五病之脉，后唯举一病之治法，而遗四者之治法者也。夫越人之圣，岂有为如是缺裂不全之言而贻后人疑哉？此但示人以伤寒虽有五等，而其治法同机焉耳。而王履不察，以为伤寒一病之治法，岂不谬耶？

夫寒邪外客之当汗，热邪内炽之当下，俗人亦知之。若越人而言之，应直言寒邪、热邪，必不应作阴阳硬语，致后人之惑矣。且王履以盛为实，夫文字各有对，盛与衰对，实与虚对。如王履说，则越人应直言阳实、阴实，然不曰寒热而曰阴阳，

---

① 土苴（jū）：腐草，苴麻。

不曰实而曰盛，岂无深意哉？《内经》曰"夫言人之阴阳，则外为阳，内为阴"，《外台》释阴阳为表里，以此也。盛者，言正气盛也。夫正气虚则不及而不盛，实则太过而反为邪亦不盛，只不虚不实，而正气乃盛也，《外台》以不病者为盛是也。虚者，言正气虚而邪气实也。《内经》曰"邪之所凑，其气必虚"，又曰"邪气盛则实，精气夺则虚"，《外台》以病者为虚是也。且训盛字为和者，可谓深知越人之意，而能显越人之微者也。

昔仲景得越人之旨，而扩充其法，著《伤寒杂病论》，以立万病通治之枢机，乃述不可发汗诸证，以示邪气外客而其里未和者，先调其内，不可妄发汗；又述不可下诸证，而示热邪内炽而其表未和者，先调其表，不可妄攻下。今王焘之释与仲景吻合如此，而王履妄以为晦。吁！如王履之言，则凡见寒邪外客之病，即不问其里之和不和，皆当直发其汗；热邪内炽之病，即不问其外之解不解，皆当直下之。夫如是也，枉杀生灵诚不少矣，岂此汗下枢机云乎哉？

盖王履文学之徒，其于《素》《难》、仲景，徒读其文，而所论医理皆得诸后人之涎唾，取合其胸臆者而已，此论主意亦得诸王叔和、成无己、赵嗣真等说。一部《溯洄集》，穿凿迂曲，无一合经旨者，以其人轻俊逞自智，贪多务得，无精一力修之实故也。呜呼！举如斯之书，列诸《东垣十书》，永为医学之楷式者，是诚何心哉？予尝欲著《溯洄集附考》一书，尽绳之，有志未果。

约与水法

水之用有三：一以润燥而生津液，一以清热而解邪气，一以长阴而固阳神。故凡诸病渴欲饮冷水者，不拘虚实，宜与之，但与之宜令不足，勿极意也。仲景曰：渴欲饮水者，少少与之则愈。王叔和曰：言能饮一斗，与五升是也。王叔和《伤寒例》件件舛错不合经旨，但与水二条合经旨耳。学者记焉。若饮而腹满，或呕、或哕、或喘、或咳、或下利、或小便不利、或小便自利，及渴好热汤恶冷水者，皆不可与。凡用水宜择新汲清水、性洁味善者，勿用久宿瘀浊，及性味不佳者。今之医唯知芩、连、栀、膏之清热，天、麦、归、地之润燥，而不知水之最善润燥清热，况知其善长阴固阳乎？一概畏水而禁与，或与之而用热汤之冷者，可谓愚矣。

或曰：华元化治妇人，见《后汉书》。徐嗣伯治房伯玉，见《南史》。张戴人治一妇，见《儒门事亲》。俱用冷水灌之。华徐二公灌以冬月，张公不拘时，今仲景书无此法，反言灌水之害者，何也？

曰：此法已详于《五常政大论》，其略曰"其病治之奈何？岐伯曰：西北之气，散而寒之，故曰气寒气凉，治以寒凉，行水渍之，假者反之"云云。气寒气凉，谓西北寒凉之地也。夫寒凉之地，其病多伏热外寒证，故治之以寒凉，以折其伏热，行水渍之，重其外寒，以发散其伏热。经曰"重阴必阳，重阳必阴"是也。夫二子行诸冬月者，正道也；戴人不拘时者，权道也。吁！如三子可谓善得经旨者矣。注者以行水渍之，单解为用汤液浸渍以散其外寒也，误矣。夫《内经》之言固著明，仲景岂复赘之乎？而其言水之害者，发明其余意也。凡《内经》《难经》所说，详而无余者，仲景皆略而不言，其不徒传故纸率如此也。予以夫《玉函经》间戴《内经》全文者为非仲景之笔者，以此故也。窥仲景者不可不知也。

或曰：子言渴欲饮冷水者，不拘虚实，宜与之。顾实热而渴者与之固当，若虚热而渴者与之恐不可，请再明之。

曰：此非庸人之所知也。《内经》曰：诸治热病，以饮之寒水，乃刺之，必寒衣之居止寒处，身寒而止也。诸治热病者，言治有热之诸病，不独实热也。此法也，实热者固可以解其热，虚热者亦可以长阴固阳以止其热。夫实热真火病，内服凉药而外用此法，则其热得寒乃解；虚热元阳浮散病，内冷服温补药而外用此法，则浮散之元阳收敛归原。圣人之妙法如此！予每治元阳浮散、表热里寒病，内服四逆、真武等汤，而好温热者温服之，渴好冷水者冷服之，且间与冷水，其身恶热不欲衣被者，必单衣而置于冷处，令身寒冷，其回阳之功甚速也，如针刺随证用舍。**耕铭按：此正治、反治相结合也。诸氏率以此经文，单解为治实热之法者，未深考耳。今之庸医，概戒病家薄衣，虽夏月及不欲衣被者，强令厚衣，使病者苦怫热，汗液多出，阳气愈散越，其病轻转重，重者致死，岂不哀欤？**

约针法

　　夫针灸，岐黄设之以辅药治所不及者也。其腧穴之法、主治之证、刺灸之度数宜禁，及九针之制、九变十二节、三刺五刺五节之法、补泻迎随之用，载诸《明堂》《内经》《难经》者详且尽，无可以复言矣。故仲景但述其法一二，不及详说也。凡针虽有补泻之用，而要之则泻与顺而已。其所谓补者，亦不过引其所有余之气而充诸其不足处焉，非生本无之气而益之也。故《内经》曰"新内①勿刺，大劳勿刺，已饥勿刺，已渴勿刺"，又曰"五虚②勿近言勿近针也"，又曰"月郭③空勿治治，言刺也"，又曰"形气不足，病气不足，此阴阳气俱不足也，不

---

① 内（nà）：音纳，行房。
② 五虚：五脏精气虚损表现在外的症状的总称，即脉细、皮寒、气少、泄利前后、饮食不入。
③ 月郭：指月亮的轮廓、形状。《素问·八正神明论》："月始生，则血气始精，卫气始行；月郭满，则血气实，肌肉坚；月郭空，则肌肉减，经络虚，卫气去，形独居，是以因天时而调血气也。"

可刺之，刺之则重不足"，又曰"诸脉小者，勿取以针，而调以甘药"，又曰"身羸瘦，无用镵石"是也。仲景用针诸证，皆以泻其经气之实也。耕铭按：诚也。"气"虽无形，却客观存在于各种组织细胞等微观生命单位体中，反映人体自身能量强弱。针法刺激机体自行调控能量输布，此过程本为"补"，但若"气"不足，能量匮乏，则针刺不仅无效，反而是一种不当的过度干扰，有害无益。

或曰：仲景用针灸诸证不用服药也耶？

曰：否，皆用药也。夫太阳与少阳并病，刺大椎、肺腧、肝腧者，用柴胡桂枝汤、小柴胡汤、柴胡去人参加桂枝汤辈也；热入血室，刺期门诸证，皆用小柴胡汤也；少阴病，便脓血者，可刺，是用桃花汤也；少阴病，温其上上字，恐当作中，灸之，是用四逆、白通、吴茱萸、真武等汤也；伤寒，脉促，手足厥逆，可灸之，亦用四逆、吴茱萸、当归四逆等汤也。

不独仲景然，至《内经》《难经》亦然。何以知之？《汤液醪醴论》曰：当今之世，必齐毒药攻其中，镵石、针艾治其外。此足以视其大旨也。其或谓病之始起也可刺而已者，在皮肤微疾也；或谓陷下则徒灸之者，唯一经陷下而其他无病者也。如是者单用针灸不兼服药耳，其余皆服药也。

夫药之用，内、外、上、下、虚、实、寒、热，莫不主治，而其于经络、筋骨、肌肉之病，则有不及针灸之力捷者，故刺灸以治其所不及也。《内经》曰：形乐志苦，病生于脉，治之以灸、刺；形乐志乐，病生于肉，治之以针、石；形苦志乐，病生于筋，治之以熨引；形苦志苦，病生于咽嗌咽嗌二字，包有脏腑，治之以百药百，一作甘；形数惊恐形数之下，恐有脱文，经络不通，病生于不仁，治之以按摩、醪药。此示针灸、药饵、熨引、按摩主用之大概也。

　　凡病有内虚外实者，治当先补其内后乃泻其外，或药以补其内、针灸以泻其外；有内实外虚者，治当先补其外后乃泻其内，或药以泻其内、针灸以补其外；此病当先针灸后药。有内外俱实者，治当内外双泻，或药以泻其内、针灸以泻其外；有内外俱虚者，治当内外双补，如此单用药勿用针刺；有虚实相兼者，治当先补其虚，后乃治其实。若其不可先后者，补泻兼用，或药以补之，针灸以泻之；或药以泻之，针灸以补之；或药以补泻之，兼针灸之补泻；或针以补之，灸以泻之；或针以泻之，灸以补之。圣人之奥旨盖如此，善治《内经》、仲景者，必自知之。然滑伯仁曰"上古治病汤液醪醴为甚少，观《内经》所载，服饵之法缆一二，为灸者三四，其他则明针刺，无虑十八九，针之功其大矣，厥后方药之说肆行，针道寝不讲，灸法亦仅而获存"云云。吁！滑氏之于《内经》，可谓徒见其文而不知其意者也，亦以不究仲景故已。今世之业针灸者，至有使病家停服药，亦由滑氏倡之耳。夫皮肤之微疾，经络之小恙，但刺灸之，固不用药可矣。若大病笃疾，脏腑受伤，则峻药犹恐不及，岂刺灸所能治哉？如此辈横害人命，往往目击。噫！其亦不仁甚矣。

或问：当今针灸科诸书孰最善？

曰：率少得多失，无尽合经旨者。夫针灸之道，《明堂》《内经》《难经》三部详且尽矣，学者熟读精识焉，何患其术之不妙也？又何求之近时驳杂之诸书哉？如《明堂经》今亡，而皇甫谧《甲乙经序》曰：明堂孔穴针灸治要，皆黄帝岐伯选事也。三部《灵枢》《素问》《明堂》也。宋板《校正序》曰"晋皇甫谧取黄帝《素问》《针经》《明堂》三部之书，撰为《针灸甲乙经》十二卷"是也。同归，文多重复，错互非一，乃撰集三部，使事类相从，删其浮辞，除其重复，论其精要，至为十二卷。然则《甲乙经》中所载非《内经》《难经》之言者，皆《明堂》之文也，但其所删除浮辞重复而已。近时四明高武著《针灸聚英》曰：《明堂针灸图》三卷，题曰黄帝，论人身腧穴及灼灸禁忌，曰明堂者，谓雷公问道黄帝授之，亦后人所依托者。而今其书中所引《明堂》文，多不与《甲乙经》合，斯知《明堂》本经不独本邦无之，中夏①亦失其传也。学者宜取《甲乙经》所载，潜心精治，则虽非复全书，而其大法尽在其中。余尝欲摘出其文为之图注以成一帙，有志未创。

① 中夏：指华夏，中国。

约灸法

并火劫烧针

《内经》曰：紧则先刺而灸之，陷下则灸之。陷下者，脉血结于中，中有着血，血冷故可灸之。又曰：五脏背腧灸之则可，刺之则不可。气盛则泻之，虚则补之。以火补者，毋吹其火，须自灭也；以火泻者，疾吹其火，傅其艾傅，或作传，须其火灭也。又曰：针之不为，灸之所宜，阴阳皆虚，火自当之。又曰：络满经虚，灸阴刺阳；经满络虚，灸阳刺阴。此针为泻、灸为补也。夫艾灸之为治也，可以温寒，可以散热，可以解邪，可以导滞，可以泻实，可以补虚，其用不一，而一言以蔽之，曰"陷下则灸之"。陷下者，气陷下不发达也。夫血脉随气流行，今气陷下不发达，则血脉留结而为着血，血已着则气弥不行，其血乃寒，故灸以温其血，以发达其气，则脉血流利而病愈矣。仲景之用灸，率施诸三阴病邪气滞于经隧、阳气陷下不发达者也。如三阳诸证禁之，所谓脉浮宜以汗解，用火灸之，邪无从出，及脉浮热甚，反灸之，咽燥吐血。此外言火之害者尚多，宜考原文。若夫烧针、熨炳、火劫之类，仲景每言其害，未尝用之。考之《内经》，亦但有"病在骨调之骨，燔针劫刺其下，及与急者，在骨焠针药熨"，及"焠刺者，刺燔针则取痹"，及"十二经筋痹病，治在燔针劫刺，以知为度，以痛为输"等数语，燔针即烧针，又曰火针。而无火劫说。夫烧针，但施诸筋骨挛急痹痛者而已，无有他用也，但用之刺痛肿、疔疮、便毒、结瘤之类，则为便于溃散，其法载在《千金》及外科诸书。如火劫，非《内经》法也，后世张子和辈用之，可谓行怪者也。夫病在表发汗者，汤药及熏洗而足矣，奚用烧针火劫焉？仲景之时，有医不知其法，妄用之者，故每言其害，且述救其误之法，可谓仁矣。

凡灸虽有补泻，而要之亦泻与顺而已。其所谓补者，则不过引扬陷下之气而充之，但其功胜于针之补耳。故曰：针之不为，灸之所宜。或曰：阴阳皆虚，火自当之。耕铭按：针刺和艾灸从根本上来讲应该是没有补泻概念的，一个是局部组织微创，一个是红外线热刺激，都是一种刺激形式，本质上是类似的。此语非补益之谓欤？曰：所谓阴阳皆虚者，谓外寒内热之病，所谓阴虚则内热，阳虚则外寒是也，非阴阳真无虚脱之谓也。夫外寒内热之病，阴阳易位者也，故灸以引出其内热，复诸阳位，则外寒去而阴自复其位，亦陷下则灸之之法耳，岂补虚脱之谓乎哉？故曰"少气者，脉口人迎俱少，而不称尺寸也。如是者阴阳俱不足此阴阳言真元也，补阳则阴竭，补阴则阳脱；如是者可将以甘药，不可饮以至剂；如此者弗灸，不已者因而泻之，则五脏气坏矣"是也。

今之世有恶灸者，有偏好妄用者，然恶者之害少，而妄用者之害不可胜言。今言其下者：夫大人、小儿精神昏衰垂死者，率元阳虚微将散亡者也，当此际补里甘药犹恐不及，而反灸神阙、气海等穴，以促其散亡，此一害也。耕铭按：想一想针灸的机理，它本身是一种经络循行部位的微创，局部出现损伤，就会引动正气过来修复，这个引动正气的过程就是通调阴阳。所以阳气大脱、正气已虚、阴阳离绝之人慎用针灸，即便有补的手法，但其补的作用也不占主导地位，因为气就是无形的，出汗都耗气，更别说实质性的针灸微创。今之所谓劳证者，率阴血亏损，虚阳浮越，其脉多微数，是仲景之所禁灸也，而反灸患门、四花等穴，令阳气益浮越，阴血益虚竭，遂致不起，此二害也。今之卒倒昏冒者，多因七情气厥者与肾虚少阴受寒者也，治宜分开闭。若目闭、口禁、手握、筋骨有力者，为闭证，宜针灸及用气药苏合香丸之类，通其闭窍则愈；若口眼不噤闭、手足缓弱者，为开证，是元气虚脱之所致，宜用大剂四逆加人参汤、参附汤辈，误用针灸、气药则无复生矣；若开闭相杂者，内服补汤，外用灸治，或补汤少兼气药。今之医率不分开闭，一概用针灸、气药，此三害也。凡小儿无疾，不可逆灸，是《千金》之所戒也，今小方脉妄灸之，令儿生多疾，此四害也。夫无病而灸之，《素》《难》、仲景所未尝言也，今之人率节次^①灸之，其无害者勿论，其弱者动因灸生病，此五害也。夫无病用治，何以异于虑后日之渴，预饮水哉？而医者曰：圣人治未病。噫！谬哉。耕铭按：得病与否的标准是什么？单单通过病人的主观感觉和传统四诊的宏观把握就可以搞清楚吗？至少从目前来看，诸多癌前病变和潜隐性疾病就是个大问题。如果没有极其敏锐与恰当的判断，病人极有可能会错过最佳治疗期，甚至会造成不可逆转的生命折扣。再比如年轻时的一次原发性肺炎经"治愈"后留下的原发灶在患者步入老年时可以因为一次小小的感冒并发为致命的继发性肺炎，许多癌症早期的患者一开始并没有明显的不适，而一个正常细胞转变为癌细胞则需要大约 $10 \sim 20$ 年的时间。在这期间，患者到底是"未病"还是"已病"？我们能单凭表面上的"风平浪静"就认为患者没有大问题吗？只能说，生命工程在治"未病"方面注定还有很长的路要走。

---

① 节次：逐次，逐一。

将息禁忌论

夫将息者，不专在药剂，凡饮食之寒温气味、居处之明暗寒暖、衣衾之厚薄、志意之嗜向，皆顺其所欲，而不与其所恶，此常法也。故《内经》曰：夫治民与自治，治彼与治此，未有逆而能治之也，夫惟顺而已矣。顺者，非独阴阳脉论气之顺逆也，百姓人民皆欲顺其志也。顺之奈何？临病人问所便，仲景曰"五脏病各有得者愈，五脏病各有所恶，各随其所不喜者为病"是也。又有逆其所欲者，《灵枢·师传》等篇论之详矣，医者宜得其旨善顺善逆，是治病之专务也。昔人有善得其旨，或告雨，或告夫妇，或急议婚姻，或以诈令怒，或尽言令悲，或设计令恐，或拔剑砍之……如此之类，不可胜言。今之医率不知之，惟汤是倚，可谓愚矣。夫将息失法，不特药无效，而反重其病，岂可忽哉？吾闻俚谈曰：昔在信州，谀^①访郡有隐医德本者，驰名于远迩。尝治一贵人患热病，数工束手，乃越境召德本。德本至脉之，且问其好恶，曰：吾欲食瓜，欲饮水，恶衣衾之厚与居处之深且暗。德本因令近臣开户牖而通风明，去重衣而散怫热，而求甜瓜，手切之与二三片，且间饮水，其人称快，至明日病减大半，乃始与药，不数日而瘳。又治一贵室女，年十五六，患痫日夜无度，诸医不能治，乃迎德本。脉之非难治之候，因问其便时将息，傍人对曰：欲便时设便器于其床上，屏风以围之，群婢医士侍侧。乃悟妙年室女，愧其便声之高，不能快便，因致日夜无度。遂令其家急造厕于十步之外，及其登厕，令独从侍婢一人，病日已矣。此虽未知其信否，而其言暗合《内经》、仲景之旨，故书之尔，学者其致思诸。

夫禁忌有形体之禁忌，有服药、针灸之禁忌，有饮食之禁忌。凡有病者，勿劳形体，勿劳心志，勿久视久言，勿过冷过热，勿合阴阳，此则形体之禁忌也；实病勿补，虚病勿泻，寒病勿凉，热病勿温，此则针灸、服药之禁忌也；勿过饱过饥，勿过偏味，勿食饮异物，此则饮食之禁忌也。如其五脏病，谷、肉、果、菜之宜禁，《内经·五味论》《五味篇》《脏气法时论》等篇，论之详矣。仲景桂枝汤方后曰：禁生冷、黏

---

① 谀（zōu）：商量，咨询。

滑、肉面、五辛、酒酪、臭恶等物。此则诸病用药饮食禁忌之大法，不独用桂枝汤者之可禁也。夫禁忌不如法，不徒治疗不效，反益其病，岂可不详且慎哉？然而亦非一切禁不与也。凡谷、肉、果、菜，除其不宜病者，及与服药相反者外，宜参酌与之，但不偏过为佳耳，《内经》曰"辛散、酸收、苦坚、甘缓、咸软，毒药攻邪，五谷为养，五果为助，五畜为益，五菜为充，气味合服之，以补精益气"是也。今之医有以严禁忌为名者，令病人唯食白粥火盐，其他一切禁之。夫白粥火盐，饥口且不甘，况病人身体困苦，虽美膳不旨，岂偏食白粥火盐而可哉？此盖其术暗昧，漫药侥幸，但欲多其禁忌，令病家必不得不阴犯其一二。若其用药有误为害，则责讯病家以犯其禁，以蔽已用药之误者也，可谓奸且巧矣。然而比夫不禁妄与而诒病人，以愿苟获者，则为彼善于此耳，不可不知也。

约治虚法

　　虚者，耗损也，不足也，寒也，《内经》曰"精气夺则虚"是也。夫人之一身皆五脏六腑之所主，而五脏六腑全藉阴阳二气而立者也。阳为气为卫，本于腑以主外；阴为血为营，本于脏而主内。阳导阴以卫于外，阴抱阳以营于内，阴阳交合一身安平也。故《内经》曰：阴在内，阳之守也；阳在外，阴之使也。言阴在内非独阴，阳附阴而守也；阳在外非独阳，阴从阳使也。守、使二字是活字，旧说曰：阴性静故为阳之守，阳性动故为阴之使。此以守、使二字为死字，非也。凡五脏六腑分之十二，而约之则三部而已。故心、肺、包络在上焦，主膻中与表；脾、胃、肝、胆在中焦，主腹与肉；肾在下焦，主脐下与里；大小肠、膀胱皆在中下焦，脾肾二脏之所治也。夫人汗常易出、易感外邪、短气肥白者，此为肺虚；触事易惊恐、谋虑不能久者，此为心虚；饮食进退、二便不调、身体怠惰、食后饱闷者，此为脾胃虚；色青筋弱、不堪怒者，此为肝胆虚；精液易泄、小便频数、腰脚无力者，此为肾虚，此则或由禀赋虚弱，或调养失宜而致者也。又虽壮实之人，而大劳失汗，脾肺虚。过欲失精，脾肾虚。饥饱伤中，脾胃虚。疾走多言伤气，肝肺虚。思虑悲恐伤神，心脾虚。经漏带下，生产淋癃，刀刺针灸，吐衄便血，疮脓溃，坠压跌扑亡血，肝脾虚。咳嗽，肺脾虚。呕吐，泄泻，痢下亡液，胃肾虚。凶年饥岁，贫窭^①杂食，伤脾胃，是皆一时致虚者也。夫如此之人，一有受病，则不问何病，必先补其虚为当。

凡虚有阴阳之别，而阳虚有三：一曰上焦膻中之阳，为心肺营卫之主，此阳虚则有发热、恶风、自汗、恶寒、心悸、头眩、又手冒心、耳聋、奔豚、振摇、恍惚心乱、谵语等证，此为上虚，为表虚，补之以桂枝为主；二曰中焦胃中之阳，为水谷化生之主，此阳虚则有腹满、心痞、心腹疼痛、呕吐、哕噫、泄痢、恶食等证，此为里虚，为中虚，补之以生姜、干姜为主；三曰下焦肾中之阳，为精元性命之主，此阳虚则有无热恶寒、燥渴、烦躁、筋惕肉𥆧、头眩、心悸、舌缩语涩、呕吐、哕噫、四肢厥冷、二便不利、遗尿、遗屎、下利清谷、振慄咬牙等证，此为里虚，为下虚，补之以生附子、熟附子为主。耕铭按：此郑卢医学"姜桂附"之由来矣。

阴虚亦有三：一曰上焦心肺之阴，为膻中阳之配，此阴虚

---

① 窭（jù）：屋室简陋。

则有脉结代、心动悸、上气喘咳、虚烦不眠、口干咽燥、烦渴热躁、惊惕谵妄、狂恐耻羞等证，补之以酒煮生地黄为主；二曰中焦肝脾之阴，为胆胃之母，此阴虚则有脉弦涩、腹中急痛、心中悸烦、衄血、遗精、四肢酸痛、手足烦热，口干咽燥、身体怠惰、腹中急缩、四肢筋挛等证，补之以芍药、当归为主；三曰下焦肾中之真阴，为元阳之舍，此阴虚则有消渴尿多、便精遗滑、小腹拘急、小便不利、腰腿酸疼、夜多小便、阳物萎弱、腰脚软弱等证，补之以干地黄为主。补阴补阳主药不止此六种，但举其一以示例耳，学者宜详《本草》，触类长之。又脱而不收者，涩而补之；乱而不定者，镇而固之。收肺气用五味子、乌梅之类，收皮表用黄芪、浮麦、麻黄根之类，镇神气用龙骨、牡蛎、禹余粮、朱砂、铅丹之类，收肠滑用诃子、肉豆蔻、赤石脂、罂粟壳、亚芙蓉、百药煎之类。

凡补虚之大法有八：一曰表阳虚者，补表药中兼用补里阴药，桂枝诸汤之有芍药是也；此义已详见前《桂枝汤方论》。二曰表上阳虚急者，专补其阳，不兼补阴，桂枝甘草汤、桂枝去芍药汤，及桂枝加减诸汤不用芍药者是也；三曰表里俱虚者，先补其里，后补其表，如下利身疼先用四逆汤，后用桂枝汤是也；四曰表里俱虚急者，表里兼补，如桂枝加芍药汤、桂枝人参汤、桂枝加附子汤、桂枝去芍药加附子汤、桂枝附子汤、甘草附子汤、桂枝新加汤诸证是也。已上皆表虚、上虚之治法也。五曰里阳虚者，专补其阳，不兼补阴，如四逆汤、姜附汤、白通汤、甘草干姜汤、理中汤诸证是也；六曰阴虚者，补阴药中兼补阳，如炙甘草汤、小建中汤之有桂枝、生姜，八味丸之有桂枝、附子是也；七曰阴阳俱虚者，阴阳兼补，如附子汤、真武汤、芍药甘草附子汤、通脉四逆加芍药汤是也；八曰阴虚阳暴虚者，先补其阳，后补其阴，如先用甘草干姜汤，次用芍药甘草汤二证是也，又有阳虚阴暴虚者，亦当先峻补其阳，后乃补其阴。已上皆里虚之治法也。夫仲景重阳、重里之大法如此，即《内经》治病必求于本之旨也，千万之补法不外于此例，学者当用心自得焉。

或问：观子之所述，里虚有阴阳之补法，而表虚无补阴之法，何也？

曰：表之阴即营血之随卫阳自里出表者也，故表阳虚不导阴者，但补其阳，则其阴自复；若由里阴虚不足达表者，但补其里阴，则能达其表。此所以无补表阴之法也。

又问：补阴必兼补阳，补阳不必兼补阴，何也？

曰：夫阳，生气也，有气而无形；阴，死物也，有形而无气。人之于身，精、血、津、液、肌肉、筋骨皆阴也，本皆死物耳，然能使此为生物者，阳气之所致也。故阴为藏阳之器，阳为使阴之气，所谓阴气、精气、营气、血气者，皆指阳之舍于阴中者言也。阴虚也者，精、血、津、液之不足是也，精、血、津、液不足，则所舍之阳气亦不足。若夫阳气不足，则阴血虽有余，而不能生其阳，故阳虚而阴不虚者有矣，未有阴虚而阳不虚者也。耕铭按：此即《内经》"阳化气，阴成形"之主次先后者也，亦即《易经》之所谓"天地氤氲，万物化醇"，不可作颠倒之分。此补阴之所以必兼补阳，而补阳之所以不必兼补阴也。东垣曰：阳生则阴长。又曰：阳旺则能生阴血。又曰：血脱益气，古圣人之法也。此皆千古之至言，学者善识此意，则医道不难矣。

仲景补虚枢要六方论

六方者，小建中汤、理中汤、炙甘草汤、桂枝汤、肾气丸、四逆汤也。《桂枝汤方论》既详前，今论五方云。

小建中汤

论曰：建中者，建脾也。夫脾阴，土也，应中央，居四脏之中，主运化饮食，通行津液，生育营卫，以滋养一身焉。若夫饥饱失时，劳役不节，脾气因衰，饮食之精气不盛，则津液不四布，营卫不盛张，脏腑百体皆失其职，内邪易伤，外邪易侵，百疴蜂起，故仲景制此汤以补之。胶饴甘温为君，以生津液、建脾胃；芍药酸寒为臣，以收津液、益阴气；甘草、大枣甘温为佐，以养脾胃、缓里急；桂枝、生姜辛热为使，以行芍、甘、枣、饴甘酸之滞，且鼓舞心胃，发扬阳气，以运津液和营卫；用稼穑作甘之本味，急建其中气，使饮食增而精液旺，以充血生脉，复其真阴之气也。夫脾阴虚者，有脉弦涩、腹中急痛、心中悸烦、衄血遗精、四肢酸痛、手足烦热、口干咽燥、身体怠惰、腹中急缩、腹满时痛、四肢筋急、小便自利等证，凡诸病见此候一二者，不问何病，先用之莫不效矣。后人卤莽多不识其旨，或一切以为伤寒腹中急痛之主方，或一切以为脾虚中寒、营卫不和之套方，遂使后学非伤寒腹痛者不能用焉。哀哉！

理中汤 一名人参汤

论曰：理中者，理胃也。夫胃肠，土也，与脾合为表里。胃主纳水谷而腐热之，以生气、血、津、液；脾运行其精微，以分布于脏腑百体。东垣曰：胃乃脾之刚，脾乃胃之柔，表里之谓也。饮食不节则胃先病，脾无所禀而后病；劳倦则脾先病，不能为胃行其津液而后胃病。其所生之前后虽异，而所禀之邪则一也。夫饮食不节，劳倦失度，胃阳一衰，则不能受纳腐熟，阴阳乖戾，胃中浊乱，脏腑经络皆失其养，内外之邪易于伤感，百病由此起，故仲景制此汤以理之。人参、甘草甘温以养脾胃，白术苦温以固胃土、燥水湿，干姜辛热以补胃阳、去浊阴，湿去浊除，胃固阳壮而百邪可伏。夫胃阳虚者，有腹满心痞、心腹疼痛、胸胁逆枪、呕吐哕噫、肠鸣泄利、脐上筑动、心下悸烦、小便不利、渴好热汤、不思饮食等证，凡诸病见此候一二者，不问何病，先用之为当。此方与小建中汤并立，如车有两轮，其用博多，其效如神。世之患病，由饮食劳倦起者，十常居八九，仲景设此二方以建理之，所谓调理脾胃者，医中之王道是也。更设炙甘草汤、桂枝汤以补上焦心肺之阴阳，肾气丸、四逆汤以补下焦肾中之阴阳。六方柱立，而圣人务本、仁民之意备矣。如其他温、凉、寒、热、汗、吐、下、渗诸方，皆裁成辅相之而已。惜乎王叔和妄作撰次，遗亡此方论，仅寄录于《霍乱篇》理中丸方后，使后诸贤或以桂枝、麻黄、青龙为方之大意，或以汗、吐、下三法为书中之眼，此余之所以不得已也。

炙甘草汤 一名复脉汤

论曰：《内经》曰：脉者，血之腑也。夫脉者，饮食之精微也，饮食入胃，其精气游溢而走于心以为营，入于肺以为卫，营卫相合乃为脉，流行于脏腑百体，以滋养一身焉。仲景曰：谷入于胃，脉道乃行；水入于经，其血乃成。《经脉别论》曰：食气入胃，散精于肝，淫气于筋。食气入胃，浊气归心，淫精于脉。脉气流经，经气归于肺，肺朝百脉，输精于皮毛。毛脉合精，行气于府府，谓膻中，府精神明，留于四脏心、肺、肝、肾。气归于权衡权衡，谓经脉流行之度也，权衡以平，气口成寸，以决死生。饮入于胃，游溢精气，上输于脾，脾气散精。上归于肺，通调水道，下输膀胱。水精四布，五经并行，合四时五脏阴阳，揆度以为常也。故心肺一有亏，则致脉结代、心动悸等证，仲景所以制此汤，以补心肺，以复其脉也。生地黄甘苦寒为君，以养心血；麦门冬、麻子仁、阿胶甘润平为佐，以助津液，以润肺燥；炙甘草、大枣、人参甘温为臣，以补脾胃，以建其本；桂枝、生姜辛热为使，以发扬阳气，使输精气于心肺。煎以清酒者，以能行药气，生发灌溉也；名以炙甘草者，以脉之本在脾胃也。此方也，不独治脉结代、心动悸诸病，凡心肺虚燥致上气喘咳、虚烦不眠、肺痿涎多、心中温温、口干咽燥、烦渴热躁、心悸喜忘、恍惚神乱、谵妄惊惕、狂恐耻羞、短气少力、脉虚涩洪大、无润泽等证者，皆用之神验。或曰：补阴何为用姜、桂、清酒？曰：所谓阴虚，不阴独虚也。王太仆曰：无阳则阴无以生，无阴则阳无以化。仲景补阴兼补阳，补阳兼补阴，此所以为立方之圣也。世人补阴阳，欲以偏寒偏热，不亦左乎？

肾气丸 一名八味丸

论曰：肾属水，其脏有两枚，以象习坎脏中之精，名曰真阴。阴中舍真阳，此坎中之一爻，先天之元气，名曰肾间动气，又名曰命门元阳，主通行津液，分别水谷。经曰"肾者，胃之关也"是也。人之性命，全赖此阳而立，所谓甲胆升发之阳、胃中腐熟水谷之阳、膻中通行营卫之阳，皆以此为本。故此阳盛则人盛，此阳衰则病，此阳绝则死。益精盛则阳盛，精少则阳衰，元阳一衰，则诸阳皆不足。若夫色欲不节、劳役大过、失其精液，则真阴虚，真阴虚则元阳衰，百病生自此，故仲景制此丸以补之。干地黄甘寒重润为君，以补真阴；肾衰则子母俱弱，故山药甘平以强其母；山茱萸酸温以益其子为臣；母，肺也；子，肝也。肾虚则津液不顺，流为瘀浊，故牡丹皮辛寒逐瘀行滞；茯苓、泽泻甘淡泄湿浊，渗邪水为佐；元阳衰则心肾不交通，故附子辛热以补元阳；桂枝辛热，通阳气于心为使。丸以炼蜜者，欲其甘醇厚脾胃气，令运药力也；名曰肾气丸者，示肾气虚者非此不能治也。夫肾气虚者，有消渴小便反多，或腰痛小腹拘急、小便不利，或妇人转胞、不得小便、倚息，或上实下虚、头眩短气，或下体酸疼、疝气阴疼，或便精遗滑、夜多小便，或脐腹阴冷、二便不调，或腰脚无力、阳物痿弱，或脚气上攻、少腹不仁等证，凡诸病见此候一二者，不问何病，宜先用之。仲景六经篇中无此方论者，恐脱简也。今治中风、伤寒、温病、中湿等病，兼见腰痛、少腹拘急、小便不利，及烦渴引饮等证，不问新久，用之神效。但此病与猪苓汤、五苓散、真武汤诸证相似，宜详辨之。世人率以此方为诸虚缓治之药，而不知卒病反有一二服其效如神者。夫卒病用之而愈者，妄用他药必不免于死，可不慎哉？惜乎王履妄谓八味丸治阴火不足，六味丸治惟阴虚，薛己又宗其说，遂使张介宾以此方为利水设，别僭立左归、右归四方。噫！冤哉。

四逆汤

论曰：此治胃肾阳虚之主方也。凡胃肾阳虚，则少阴经血少，阴寒自生于内，与外寒相搏，乃致无热恶寒、燥渴烦躁、筋惕肉瞤、舌缩语涩、呕吐哕噎、四肢逆冷、二便不调、遗尿遗屎、下利清谷、四肢拘急、大热狂谵、战慄咬牙等证，其脉多沉迟，或浮迟，或沉细而数，甚者浮大紧数无根，凡诸病见此候一二者，不问何病，以此方为主。甘草甘平二两为君，以补脾胃；干姜辛热一两半以补胃阳；附子辛热一两半以补元阳为臣。《内经》曰：寒淫于内，治以甘热。又曰：寒淫所胜，平以辛热。又曰：君一臣二，奇之制也，近者奇之。又曰：补下制下，制之以急。急者气味厚，是汤气味厚。甘辛大热，复阳散寒之急剂也。方名四逆汤者，取四肢逆冷之义，此标胃肾虚寒也。或曰：此方多主治汗、吐、下、火四者之逆，故名焉，亦通。凡此方，胃肾素弱、有假热者可用。若脾胃素强而阳暴虚，其人专见冷证，无假热者不可用，宜干姜附子汤、白通汤、真武汤、附子汤之属，若用之，动甘味泥膈，难成其功也，或不得已用之，宜增姜附，方后所云强人可用大附子一枚、干姜三两是也，此即通脉四逆汤也。不止此，凡泥甘味，恶心饱闷者，皆胃中有停滞宿食、气滞、湿痰、虫积、垢腻之类之所致，宜随证治之，不宜此方。加茯苓四两、人参一两，名茯苓四逆汤，主汗下后烦躁者，此外，加减法宜从通脉四逆汤之例。详见本经《少阴篇》。加人参一两，名四逆加人参汤，阳虚极亡血者，此方主之，凡亡血者，或恶寒脉微而利，或利止，或恶寒发热无休止，或大便不通而腹濡、脉虚复厥，不止于此，凡诸病危急垂死者，皆用之神效。其证或大汗出如烟、皮肉瞤动，或发热烦躁，或喘促短气不得卧，或呕吐发渴不止，或下利清谷，或四肢逆冷，或大便不通、小便不利，或二便遗失，或昏聩不知人，或大热狂言，或口舌干燥、舌缩言涩，或四肢拘急不仁，或失血不止，或时哕噎，其脉洪大动数鼓指，或涩微濡弱，或虚数无伦次，或绝不至者，皆真元虚亡之所致也。虚甚者倍加人参，病人好冷者十分冷服，若好热者热服，不问伤寒、杂病、胎前、产后、老人、小儿，皆宜用之，予尝用之起死救危者不暇枚举。世人遇危急证，率唯用独参汤、参附汤属，而不知用此方，故得救者甚少矣。凡治危急证，一日一夜服尽此药一剂，今十六七钱重。极浓煎与之，大抵宜用水今一升，煮取五合，去滓再煮，取一二合服之。药量少及淡煎难及也。或曰：此汤命名之义，似不四逆者不可用，何如？曰：胃肾阳虚四逆者，证之常也；其不四逆者，证之变也。若其病果由胃肾阳虚，虽不四逆，而当用之。王海藏曰"乌附非身冷四肢厥冷者不可用"，非也。仲景用四逆诸证，不拘四肢逆冷与否者多。予亦治数人，不拘其逆不逆，间有四肢反发热者，而皆用之得愈，但精研脉证所因，用之为宜焉耳。

脾肾标本论

古人有云"补脾不如补肾"，又云"补肾不如补脾"，二说如相乖，而各有以也。夫肾为精神之舍、性命之根者，以其有元阳也，然元阳舍于真阴，真阴生于谷精，谷精生于脾胃。《内经》独别立《太阴阳明篇》者，示脾胃之可最重也。故凡百病脾胃虚者，虽肾虚且置之，先调脾胃，其力足以运化饮食药饵，而后当补其肾。若脾胃不调，虽强补肾，不能成其功焉，所谓"补肾不如补脾"是也。脾胃之能生谷精，本由元阳之盛，经云"肾者，胃之关"是也。故脾胃本无病，但因肾虚不为胃之关，致脾胃不调者，当直补其肾，肾气盛则脾胃自复，所谓"补脾不如补肾"是也。然而脾胃有停滞者，当先去其停滞，后乃补其肾，不独肾也，他脏亦然。

附子汤　白通汤　真武汤　附子汤　芍药甘草附子汤　桂枝附子汤　桂枝加附子汤　白术附子汤　甘草附子汤　桂枝去芍药加附子汤　附子粳米汤　黄土汤　桃花汤　赤石脂禹余粮汤

后人

济生十补丸　芪附汤　参附汤　四柱散　赤水壮原汤　三建汤

补上焦阴虚诸方

炙甘草汤　麦门冬汤　酸枣汤　禹余粮丸

后人

生脉散　天王补心丹　茯神汤　大阿胶丸

补中焦阴虚诸方

小建中汤　黄芪建中汤　当归建中汤　桂枝加芍药汤　芍药甘草汤　桂枝新加汤　茯苓白术汤　当归生姜羊肉汤　芎归胶艾汤　当归芍药散　当归散　薯蓣丸

后人

芎归汤　四物汤　八物汤　十全大补汤　人参养营汤　双和汤　乐令建中汤　十四味建中汤　逍遥散　东垣黄芪汤　当归补血汤　薛氏归脾汤

补下焦阴虚诸方

八味丸

后人

钱氏六味丸　七味丸　加减八味丸　固本丸　还少丹　滋

阴地黄丸　益阴肾气丸　右归丸　右归饮　左归丸　左归饮
王氏泻肾丸

以上但其大例也，学者当扩而充之。

约治实法

实者，停滞也，有余也，热也，《内经》曰"邪气盛则实"是也。

凡表实者，脉浮有力，发热无汗，治宜泻其表，麻黄汤、各半汤、葛根汤之属是也；里实者，脉沉有力，心腹硬，舌黄焦，小便短赤，治宜泻其里，三承气汤之属是也；半表里实者，口苦咽干，目眩耳聋，往来寒热，胸胁苦满，干呕心烦，舌上有胎，小便黄赤，治宜和解之，小柴胡汤之属是也；上实者，心中温温欲吐不能吐，胸中痞硬，气上冲咽喉不得息，寸口脉微浮滑，或心中懊侬，结痛心烦，治宜吐之，瓜蒂散、栀子豉汤之属是也；下实者，小腹急满，小便黄赤不利，或烦渴贪水，治宜渗之，猪苓汤、五苓散之属是也。

热有二：曰湿热，曰燥热。湿热者，其脉多弦涩有力，舌白黄赤黑而不渴，但好冷饮食，小便赤，大便如常，或滑、或下利，治宜燥凉之，黄芩、黄连、黄柏、柴胡、秦皮、白头翁、桑白皮、栀子之类，如白头翁汤、黄芩汤、干姜黄芩黄连汤、葛根黄芩黄连汤之类是也；燥热者，其脉多洪大有力，口干舌燥，烦渴好饮冷，小便赤，治宜润凉之，石膏、知母、生地黄、麦门冬、玄参、芒硝、天花粉之类，如白虎汤、竹叶石膏汤之属是也。

水停痰滞者，脉多弦，或滑，心悸头眩，咳呕喘急，小便不利，心胸支满，甚则胸引胁痛，干呕短气，治宜去其痰水。在上者吐之，如瓜蒂散是也；在表者汗之，如小青龙汤、越婢汤之属是也；在水道者渗之，茯苓、泽泻、猪苓、木通、半夏、南星、防己、通草、滑石、灯心、冬葵子、榆白皮之类，如五苓散、茯苓甘草汤、苓桂甘枣汤、茯苓饮、真武汤、茯苓四逆汤、小半夏加茯苓汤、泽泻汤、防己汤、茯苓白术汤之属是也；粘着固结者，毒药以攻之，大戟、芫花、甘遂、海藻、巴豆之类，如十枣汤、白散、大陷胸汤丸、甘遂半夏汤之属是也。

宿食者，心腹痞满，呕逆恶心，恶食腹痛，吞酸嗳腐，脉紧如转索无常，或滑、或涩、或缓有力，治宜去其食。在上脘吐之，如瓜蒂散之属是也；结滞者下之，如大小承气汤之属是也；宿滞者疏化之，厚朴、枳实、生姜、砂仁、豆蔻、益智、苍术、山楂、香附、麦芽、神曲、红曲之类，如后人香砂平胃散、消食散、枳术丸之属是也，更随冷热虚实加减。

气滞者，胸膈痞塞，心腹支满，腹中绞痛，咽膈不利，或如有物，大便秘难，脐傍动气，其脉多弦涩有力，治宜行其气，如四逆散、半夏厚朴汤、厚朴生姜汤、柴胡饮子、桂枝加厚朴杏子汤，后人香苏散、匀气散、参苏饮、正气散、分心气饮、三和散，及导气降气诸方是也。

瘀血者，或少腹急满，小便自利，其人如狂，或大便硬黑，喜忘，或胸满唇萎，但欲漱水不欲饮，或心腹疼痛，痛不移处，或卒时昏运乱言，其脉或涩，或滑，或沉结，或平和，治宜去其血。滞者行之，桃仁、红花、苏木、韭汁、郁金、蒲黄、川芎、白芷、牡丹、紫草之类，如红蓝花酒，后人黑神散、当归须散、芎归红花汤之属是也；固结者破之，白矾、干漆、五灵脂、大黄、䗪虫、水蛭、虻虫、三棱、莪术、紫葳花之类，如桃核承气汤、抵当汤丸、大黄䗪虫丸、鳖甲煎丸、大黄牡丹汤、下瘀血汤、消矾散，后人失笑散、导滞汤之属是也。

又积聚、虫证、疝瘕之类，皆属实，宜随证治之。

约虚实相兼治法

夫万病虽多，不过虚实；治法虽多，不过补泻。虚者补之，实者泻之，此则非难事。但虚实相兼者，补泻失当，则病难治。

凡虚实相兼，其治法有五：

一曰虚实相兼者，当先补其虚，后乃泻其实。所谓虚实相兼者，表虚兼里实，里虚兼表病，上虚兼下实，下虚兼上实，气虚兼血实，血虚兼气实，脏虚兼腑实，腑虚兼脏实，阴虚兼阳实，阳虚兼阴实，脾虚兼肝实，肝虚兼肺实，肺虚兼心实，心虚兼肾实，肾虚兼脾实，五脏虚实相兼者，不止于此，俱举一例耳，余可以意推。或表虚兼表实，里虚兼里实，上虚兼上实，下虚兼下实，血虚兼血实，气虚兼气实，脏虚兼脏实，腑虚兼腑实，阴虚兼阴实，阳虚兼阳实是也。其证虽多端，而先补后泻则一也。仲景先用桂枝汤，后用承气、泻心属；表虚兼里实。先用四逆汤，后用桂枝汤；_{里虚兼表病也}。先用小建中汤，后用小柴胡汤；_{脾虚兼肝实也}。先用甘草干姜汤、芍药甘草汤，后用调胃承气汤，_{脏虚兼腑实也}。此示其例也。

二曰虚实相兼不可先后者，当补泻兼用，如茯苓甘草汤、苓桂术甘汤、_{上实兼水停者}。小柴胡汤、_{胃虚兼肝实也}。桂枝加大黄汤、_{脾虚兼胃实者}。附子泻心汤、半夏泻心汤、乌梅丸、黄连汤、_{阳虚兼实热者}。麻黄附子汤、小青龙汤、_{里虚兼表实者}。柴胡加龙骨牡蛎汤、_{心虚兼胃实者}。九痛丸、_{阳虚兼实滞者}。大黄䗪虫丸_{阴虚兼瘀血者}。之属是也。

三曰虚实相兼而实急者，当先泻其实，后补其虚。所谓实急者，凡诸病邪气结实，闭塞要害处是也。要害处，谓胃脘、肺脘、咽喉、口舌、大肠、膀胱也。胃脘，此水谷之道路，邪苟结于斯，不入其饮食，则脏腑失养，阳气乃竭；肺脘，此呼吸之道路，邪苟结于斯，不通其呼吸，则十二官绝其气，致机止神去；咽喉、口舌，此肺胃之前门，邪苟结于斯，则欲食不入，呼吸不通；大肠、膀胱，此肺胃之后门，邪苟结于斯，则糟粕宿水留滞于内，新谷不运，新气不布，生命将竭。夫如此者，当急泻之，虽虚者，不可缓也，古人所谓"急则治其标"是也。故咽喉、口舌肿闭者，浅则针以出血，但除舌下廉泉穴。深则吐以通之，_{瓜蒂、藜芦、皂角之类}。劫以开之；_{金锁匙、玉锁匙、巴豆烟、皂角、白矾、胆矾之类}。或痰涎壅盛、肺气窒塞、呼吸不通者，吐以去之，_{藜芦、瓜蒂、通关散、瞑眩碧霞丹之类}。劫以通之；稀涎散、三生饮、苏合香丸、至宝丹、利气丹之类。宿食、留痰、火热、邪气结于上脘者，吐以越之；瓜蒂散及诸栀子汤之类。结于中脘者，下以夺之，三承气汤、大陷胸汤丸、大黄附子汤、白散、抵当汤丸、十枣汤、三物备急丸之类。《内经》曰"中满者，取其标"是也；若结于水道者，渗以利之；五苓散、猪苓汤之类。若二便不通者，双利之，八正散之类。《内经》曰"小大不利者取其标"是也；若因大便不通而小便不利者，但当利其大便，仲景曰"病人小便不利，大便乍易乍难，时喘冒不得卧者，有燥屎也，可下之，宜大承气汤"是也；又有因小便不通而大便不行者，但当利其小便。已上诸证，或饮食不入，或呼吸不通，或苦闷大甚、病势危笃者，宜用此法。若饮食入、呼吸通、苦闷微、病势缓者，慎不可用也，但宜先补而后泻，古人所谓"缓则治其本"是也。

四曰因虚似实者，但当补其虚，则其实自平。此非邪气之实，但因正气有偏虚而有偏胜者也，所谓假实是也。故下虚则上实，见咽喉窒塞，口舌肿痛，胸膈否塞，及诸上实证；上虚则下实，见二便不利，小腹急满，及诸下实证；表虚则里实，见腹中硬满，大便难，及诸阳明内实证；里虚则表实，见恶寒、发热、头痛、身疼等证；气虚则血实，见诸血滞之证；血虚则气实，见诸气滞之证；阴虚则阳实，见诸火热之证；阳虚则阴实，见诸寒冷之证。或脏虚似腑实，腑虚似脏实，肝虚似肺实，肺虚似心实，心虚似肾实，肾虚似脾实，脾虚似肾实，脏腑虚而似实者，不止于此，略举一例耳，其余可以意推。甚者表虚似表实，里虚似里实，上虚似上实，下虚似下实，气虚似气实，血虚似血实，阳虚似阳实，阴虚似阴实，脏虚似脏实，腑虚似腑实。其证虽不一，而但补其虚，而其实自平则一也。若误攻之，则正气愈虚，而闭塞愈甚，或闭塞虽开，而正气从竭，但取暂时之快而促百年耳，可不慎乎？仲景立不可汗、不可吐、不可下诸条，及言用柴胡汤后必下重，言不可与猪苓汤，皆示其例也。

五曰因实似虚者，但当泻其实，则其虚自复。此因邪气偏实，血气偏并，不能周流，以作偏虚者也，所谓假虚是也。表实似里虚者，如葛根汤证之下利、葛根加半夏汤证之呕是也；里实似表虚者，如阳明诸证之身热汗自出是也；上实似下虚者，如瓜蒂散证之下利日十余行及手足厥冷是也；下实似上虚者，如五苓散证之眩悸是也；半表里实似里虚者，如小柴胡汤证之大便溏及手足冷是也；又有表实似表虚者，如麻杏甘石汤证之汗出而喘是也；里实似里虚者，如三承气汤证之下利及厥逆及小便数是也；血实似气虚者，抵当汤丸证之小便自利是也。又有气实似血虚，阴实似阳虚，阳实似阴虚，脏实似腑虚，腑实似脏虚，肝实似脾虚，脾实似肾虚，肾实似心虚，心实似肺虚，肺实似肝虚，脏腑实而似虚者，不止于此，略举一例耳，余可以意推。或上实似上虚，下实似下虚，气实似气虚，血实似血虚，阴实似阴虚，阳实似阳虚，脏实似脏虚，腑实似腑虚者，又有诸虚荏苒之疾，服补药无效者，多因痰饮、伏热、宿食、蛟蛔、气滞、瘀血、沉积、固结致然也，皆但泻其实则其虚自复。

或问：假虚、假实之真，何以明知之？

曰：假虚者，其证虽虚，其脉则实，或其脉虽微弱细濡而按之有根有神，其状虽羸瘦疲弱，而眼神有机，言语厚重，肢体有轻健之貌，面色有润泽之彩，所谓"大实有羸状"是也；假实者，其证虽实，其脉则虚，或其脉虽洪大实强而按之无根无神，其状虽肥壮强实而眼精少神，言语轻微，肢体有不便之貌，面色无彩，七窍不鲜明，所谓"至虚有盛候"是也。此其大概也。更问病人好恶，而得其情，虚实之真可明知矣。《内经》曰：治之极于一，一者因得之。闭户塞牖，系之病者，数问其情，以从其意，得神者昌，失神者亡。"情"字、"神"字要紧。又曰：见其色，知其病，命曰明；按其脉，知其病，命曰神；问其病，知其处，命曰工。故知一则为工，知二则为神，知三则神且明矣，三"知"字要紧。此则决虚实死生之极则也。若夫世之徒诊脉而不视色，视证而不辨因，不问其情者，安能知其真也？学者勉精究《玉函》，更于《内经·通评虚实论》《调经论》《刺志论》等篇，搜索其原，虚实之要可运之掌矣。

古者神农氏王天下也，尝百药以救元元[1]之疾。继之轩辕氏有《内经》之作，而医道始立矣。尔来数千载，良工不乏。虽然，扁鹊《难经》之外，史徒称其人耳。至汉长沙之太守张仲景，撰取《素》《难》，而设六经，以综罗万病，究尽治法。然而，其书言高旨远，辞约义微，殆仿佛先秦，后之方技家，徒窥其一斑耳。故人奋其私智、家尚其私学者，蜂起于百世。顾千载之邈，九州之广，大圣之意，汩汩湮没。呜呼！何其厄耶？今吾东方升平之化，有方技之盛，遂于前世。虽然，其自称古方家者，徒用仲景氏之方，不知其法，譬诸以干莫[2]之

---

① 元元：指平民，老百姓。
② 干莫：干将、莫邪的简称。有传说云：楚国有人名干将，奉王命炼剑不成，其妻莫邪跳入炉中，化为铁水，遂成雌雄二剑，一名干将，一名莫邪。

利器，妄旋转于稠人^①中，其不伤人者几希。今阅此书，则独信阳内藤师道甫者，以天纵之才，溯洄千载，瞠^②乎为百氏不眩，阐发其秘蕴，拨乱反正，汉仲景氏之意，明如观火，可谓仲景氏之业，千载一时哉，于戏！汉魏吕还，茫茫天下，谓前无古人亦可耳。今兹上梨枣，以乘天壤。夫炎黄二帝，设法垂教，所以悯恻万世之意，依仲景氏，以彰彰乎行于斯世，则实师道之功，而弘济莫大焉。向信阳太宰氏者，业已润色，至如其一二挂漏可改窜者，岂弄斧于班门哉？仆虽不敏，在校订之列，因系芜辞于卷末云。

明和庚寅夏四月
远江鸟海宽玄达谨识

---

① 稠（chóu）人：众人。
② 瞠：直看，瞪着眼睛。

内藤希哲与永富独啸庵

内藤希哲与永富独啸庵为先后出现于日本江户时代的天才医学家。

内藤希哲（1701—1735）为日本信州人，永富独啸庵（1732—1766）为日本长州人，两人均有极为出色的学术见解，却皆于35岁不幸英年早逝，但都在日本医学史上留下了不朽的业绩。

这两位英才的人生轨迹本不可能相遇，但却由于日本名儒学者太宰春台 ② 与二人均曾相识的缘故，使得二人以不可思议

---

① 原文见于1983年由日本名著出版社出版发行的《近世汉方医学书集成70·内藤希哲（一）》。作者为日本东洋医学会前会长师寺睦宗。此文由山东中医药大学鹊华班刘小钰摘译。

② 太宰春台：信州饭田人，又号紫芝园（1680—1747），日本德川时期的儒学思想家，萱园古学派的代表人物之一，通晓经学和近世汉语，精于经济学。

的方式联系在了一起。内藤希哲著有《医经解惑论》《伤寒杂病论类编》，永富独啸庵则著有《漫游杂记》《囊语》。

从人物传记的角度来讲，关于永富独啸庵可供参考的相关记载有很多，包括其弟小田泰的《独啸庵先生行状》、土肥庆藏博士的《奇杰独啸庵》、富士川游博士的《永富独啸庵先生传补遗》等。然而关于内藤希哲的文献记载却只有浅田宗伯的《皇国名医传》部分内容以及希哲在《医经解惑论》中的自序和太宰春台为其所作的序文可供参考，至今也未发现与内藤希哲相关的传记。尽管在《大日本人名辞书》中有关于"内藤泉庵"的记载，但这些记录也都借鉴引用自《皇国名医传》中的内藤希哲篇。

探访内藤希哲的故乡——信州松本

有鉴于此，我打算前往探访希哲的故乡——松本，希望会有一些新的发现。昭和五十八年（1983）四月三日，我同本书编辑土屋伊磋雄氏一起踏上了前往信州的旅程。当天晚上，松本市医学会长老平林达郎先生和光子先生夫妇二人特地到访我们下榻的旅店，并进行了许多交流。平林先生是矢数道明先生在东京医科大学的同学，令夫人光子先生，曾于昭和四十六年（1971）左右在四谷师从大塚敬节先生学习中医。

平林先生在谈到内藤希哲的时候，表示松本市立图书馆并没有关于内藤希哲传记的书籍。此外，他还专程参观过几座寺庙，在墓碑中也没有任何相关发现。据林平先生解释，旧松本村寺庙在维新期间经历过废佛毁释，烧毁了过去的名册，然而他看过几本幸存的名册，却也无相关记载。

尽管毫无收获，但我十分感激林平先生能在百忙之中为此做了如此详细的调查。起初本以为松本市的图书馆里会有一些关于希哲的文献资料，可到来之后，得到的却是令人失望的结果。想想希哲毕竟也是生活在250年前的人，恐怕也不会再有什么文献遗留下来的可能。不过我想如果能在希哲曾经生活过的旧松本村周围继续仔细搜索，或许会有一些收获。于是我们看着地图讨论起明天的行程路线。

接下来的4天，在平林先生的带领下，我们调查了旧松本村东西南北附近的各个地方。松平山清水秀的风景和希哲的墓，让我们仿佛看到了那个220多年前一边爱着北阿尔卑斯山的连峰、一边爱着奈良井川的清水的年轻医者内藤希哲。

此外，我们还参观了浅田宗伯的故乡、彰德碑、菩提寺与西生寺，最后还攀登了松本城。在松本城内的日本民俗博物馆里，我们拜访了通晓信州历史的小泽宽夫氏，希望他能给对希哲生平一无所知的我们提供一些资料与信息。

小泽先生告诉我们，儒学家太宰春台出生于信州饭田，他的祖先尾张来自于名古屋，而信州自古以来就与尾张有着密切的联系，并举了一个例子来说明：尾张藩主的子嗣生病时，曾专门请过一名信州的医师前去诊治。太宰春台也可能是因为这个契机而踏上了归途。

当晚回到住处后，我回忆起今天到访过的浅田宗伯故居，于是翻开了《皇国名医传》。

《皇国名医传》——内藤希哲与太宰春台

《皇国名医传》则如下所述：

"内藤希哲，字师道，通称泉庵。信州松本人。少时师从同乡清水先生学习医术，术成后，从业于江户。曾有一热厥患者，众医视其手脚厥冷，处方均以附子剂为主。惟希哲以为不可，曰：仲景云：'伤寒脉滑而厥者，里有热，白虎汤主之。'此当其证，且渴欲饮水，谵语不止，均与经符，何不使用白虎汤？众人均不敢尝试，却又信服其言之有据，便无人反对。遂投之以白虎汤，五六日后前证悉除病亦愈。希哲素同太宰纯亲善，闲暇时常同求文艺以相娱，著有《医经解惑论》。其门生小岛瑞，字伯玉，续编其遗著《玉函类编》。"

由此可知内藤希哲与太宰春台二人关系之密切、文学交流往来之频繁。

我想如果了解了太宰春台这个人，应该也就能大致了解内藤希哲的形象，春台实则为窥探希哲全貌的关键人物。于是接下来的 5 天，我向神田请教并阅读了有关太宰春台的一些书籍，了解到春台是荻生徂徕 ① 的得意门生，也是位可与服部南郭相提并论的名儒士。

通过太宰春台的序文窥探内藤希哲的人物形象

浅田宗伯的《皇国名医传》中记载过"内藤希哲，字师道，通称泉庵，信州松本人。少时习医术，术成后，从业于江户。与太宰春台亲善，同求文艺以相娱"。希哲同春台的交往极为密切，然而两人的年龄差距却接近于父子。

希哲于享保十二年（1735）逝世，享年 35 岁，此时春台已有 56 岁。

春台于第二年元文元年（1736）为希哲的《医经解惑论》作序。

通过此序，我们可以了解到春台的医学观、希哲的医学观和对《内经》《伤寒》一贯论的看法。一位儒学名士与一位青年名医的相遇，也是一件十分奇妙的事情。对比自己年轻 20 多岁的希哲，当时被西丸老中 ② 尊信的名儒学家春台尊称其为"师道父"，其中"父"字为尊称之义，"师道"便是希哲

---

① 荻生徂徕：（1666—1728），日本德川时代中期的哲学家和儒学家。他被认为是江户时代最有影响力的学者之一，亦是古学派之一的萱园学派（又称古文辞学派）的创始人。本姓物部，名双松，字茂卿，号徂徕、萱园，通称总右卫门。他的主要研究领域是运用儒家的教诲以维持政府和社会良好的秩序。

② 西丸老中：日本幕府职称名。

的名。

此序让世人了解到了太宰春台对内藤希哲这位年轻的天才医学家是何等的痴迷，这篇序文实为了解希哲的第一手资料。

内藤希哲的个人著述

由于恩师大塚敬节先生在其著作《临床应用伤寒论解说》中于注解书籍部分介绍过内藤希哲的《医经解惑论》和《伤寒杂病论类编》，使我对有关内藤希哲的事情十分感兴趣。

如果把《医经解惑论》看作是研究总论，那么《伤寒杂病论类编》则可被视为各论，二书在研究《内经》和《伤寒》的理论体系上均有很多启示，在《伤寒论》的研究史和临床应用中可谓是意义非凡。

我一直十分关注这部书，终于通过朋友于昭和四十四年（1969）七月求得了京都大学医学院图书馆藏的《伤寒杂病论类编》影印本。然而最终我收到的并不是富士川藏本（文政二年版），而是一套没有句读的汉文抄本。由于内容过于晦涩，我曾为此而艰难地读过好几遍，至今依旧让人印象深刻。

"临实病则反寻其虚，遇虚证则反觅其实。"（卷七·调胃承气汤）在中医理论中，若误辨其虚实，其治法则截然相反。正因为读到这句话，才使我着实惊叹于希哲敏锐的洞察力，深信他定是位了不起的伤寒大家。然而至今已十五载，对于我在其书中微不足道的努力，内心仍不胜惭愧。

内藤希哲与吉益东洞

内藤希哲于元禄十四年（1701）出生于信州松本，当时此地刚刚发生了赤穗义士事件[①]——史上著名的浅野长矩伤刃事件。同年三月，《医方口诀集》的作者北山寿安去世。又过了一年，古方派医杰代表吉益东洞于广岛出生。

主张《内经》《伤寒》一贯论的希哲与主张《伤寒》唯一论的东洞先后生于同一时代，这也是一件很奇妙的事情。内藤希哲在30岁左右时便率先完成了《医经解惑论》和《伤病杂病论类编》，吉益东洞则在60岁后以宋代朱肱《伤寒类证活人书》的分类配列为基础，参考清代徐灵胎的《伤寒论类方》，完成了《类聚方》，创立了《伤寒》《金匮》分类法。

如果希哲没有英年早逝，再活十几年的话，我们或许还能有幸看到两位医界"鬼才"精彩的切磋与对决。可惜究竟历史上没有如果，实为一大遗憾。

通读希哲的自序，一位年轻的天才医学家迂回曲折的求学

[①] 赤穗义士事件：1701年3月14日，赤穗藩主浅野长矩与幕府礼仪官吉良义央发生口角，长矩刺伤了吉良义央。经目付调查、老中裁决，令浅野长矩切腹自尽，没收其领地。1702年12月15日，以家臣大石良雄为首，赤穗藩47名藩士报旧主之仇，袭击吉良义央的江户宅邸，杀死了义央一家，然后向幕府报告复仇始末。经幕府评定所裁定，于1703年2月令46人切腹自尽，其子女被流放荒岛。

经历和他自我勉励的学习态度鲜活地展现在世人眼前，这对今后学习中医的学子们定有很大的启示。

被多纪氏 ① 采纳的希哲主张

通过序文，便可一窥希哲学术的全貌。他曾为阅读大量的汉医书而废寝忘食，也曾为此而困惑痛苦过，但最终习得医术，并提出了以下学术主张：

《伤寒论》《金匮要略》此二经为"万世之法""群方之祖"，如不深究此二经，那对于《素问》《灵枢》《难经》《本草经》无论怎样研究论注，都将是空泛理论，无法掌握其真理。加之天下医书之多如汗牛充栋，又不免徒增诸多迷惑。所以《伤寒论》《金匮要略》此二经为研究其他医书的根源。

希哲的主张，在他去世30年后被多纪氏广泛借鉴与采用。

明和二年（1765），多纪元孝（多纪元简的祖父）创建医学馆——跻寿馆，用来教授讲解《伤寒论》《金匮要略》《素问》《灵枢》《难经》《本草经》六经内容。希哲的主张成为了江户医学馆的学风、考证学派的主轴。

---

① 多纪氏：即丹波氏，是日本古代的医学世家，实际乃是中国汉代刘邦的后裔。他们中间有的为著名的医家，如丹波氏康赖和丹波雅忠；有的为汉医教育和推广汉医学起到了巨大作用，如多纪元德等；有的对中医经典的训诂多方引据考证，为中国古籍的整理做了不少贡献，至今我们研究中医经典著作时，还要参考诸如丹波元简、丹波元坚父子等人的论著。同时，从多纪元德开始，又逐渐形成了日本汉医的第三大学派——折衷派（考证学派）。

希哲对后世产生的影响

内藤希哲这一生的 35 年里，为了探求中医的真理而竭尽心血，耗尽了其一生的精力。

希哲与其同时代的永富独啸庵和吉益东洞等人一样，在世时并未引起世人的广泛关注。直至逝世 30 年后，希哲的五经一贯理论才被多纪氏家族所采用并作为江户医学馆的核心授课内容。

此后在文化年间（1804—1817），尾张藩主的侍医浅井贞庵也借鉴了希哲的思想，在自己的邸内建造静观堂讲堂，进行《伤寒论》《金匮要略》《内经》《本草备要》《药性歌括》《本草纲目》等内容的教学。

希哲死后的一个世纪，到了明治时代，考证学派巨匠山田椿庭院（1808—1881）同希哲的理念一样，认为"医籍虽汗牛充栋，但应始终提倡《素问》《灵枢》《难经》《伤寒论》《金匮要略》这些医书，就同儒家遵奉五经为首屈一指的书籍一样。《伤寒论》如同《论语》，当列为案头必备之书。"

希哲的思想自此而一脉相承。

恩师大塚敬节先生表示："内藤希哲的《医经解惑论》，深刻地揭示了《伤寒论》《金匮要略》《素问》《灵枢》《难经》等医学经典的一贯规律与思想，并将其阐释得极为详尽而透彻。深悔当初自己出于无知，而对此书采取了轻蔑的态度。内藤希

哲的治学态度，正是从临床家的角度学习和研究《伤寒论》的最好方法。"（《伤寒论巡礼》）

自此往后，随着内藤希哲的著作《医经解惑论》《伤寒杂病论类编》被世人的广泛传阅，他的真知灼见也会逐渐深入人心。正确而又真实的学术主张和医学理念必然会被世人所接受与认同。

明年的秋天，也正是在希哲去世250年之际，为了纪念在医学事业中奋斗年仅35岁便中道病逝的年轻医家内藤希哲，特将设置祭坛而深深地缅怀他留给我们的辉煌业绩。

昭和五十八年（1983）五月十九日夜记